JN244953

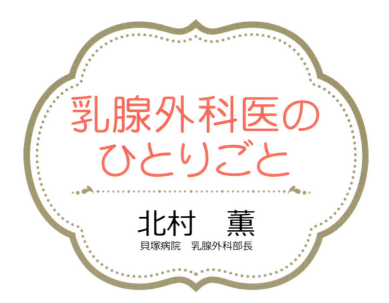

乳腺外科医の
ひとりごと

北村　薫
貝塚病院　乳腺外科部長

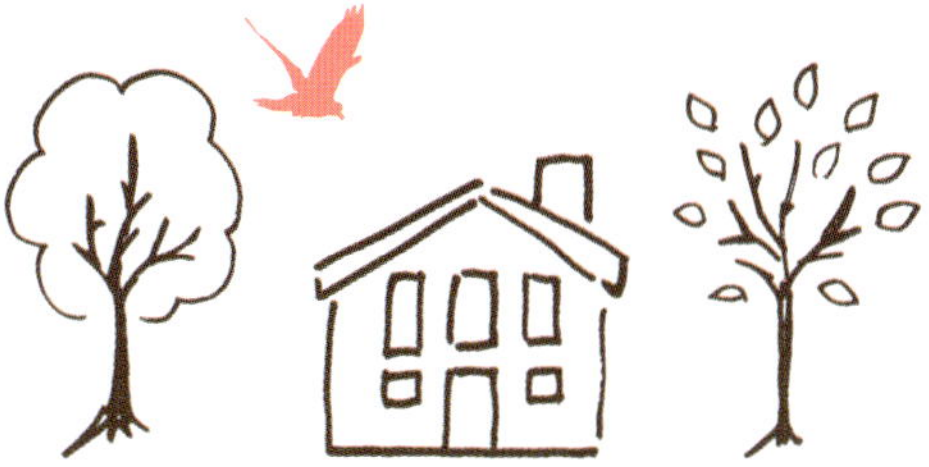

大道学館出版部

もくじ

臨牀看護

ブログ

臨牀看護

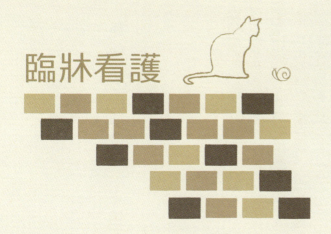

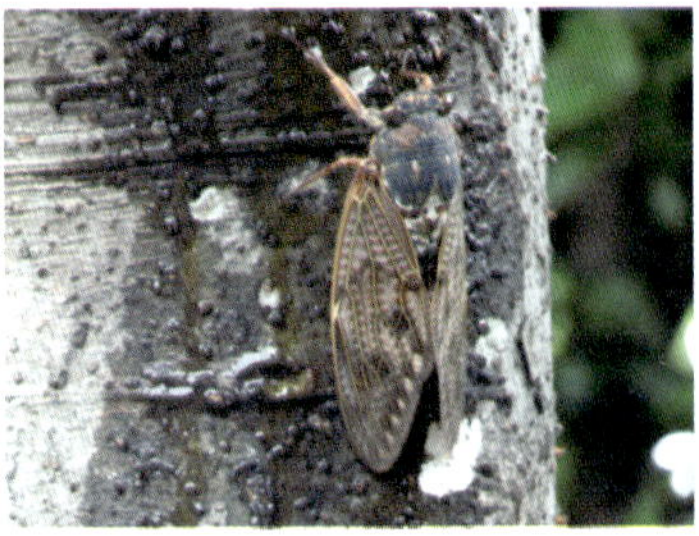

せみしぐれ

—Silent Summer—

病院の正門左手にある駐輪場から玄関ロビーへとつながるアプローチには、わずかな距離ながら桜の木立が織りなす心地よいシェードがある。玄関に程近いその木々は毎年蝉たちに大人気で、夏場は6時半という早朝にもかかわらず全開のせみ時雨が出勤する私を迎えてくれる。蝉はがっちりと存在感のある体格に大きな鳴き声のコラボレーションが絶妙で、両者が醸し出す暑苦しさが夏によく似合う。

わが家の庭にも蝉が好んで群生する木が数本あり、アブラゼミ、クマゼミ、ニイニイゼミなど、さまざまな種類のどれかが朝晩必ず鳴いていて絶えることがない。通りがかりにおしっこをかけられても（実はおしっこではなく水様便に近いものだと聞いた時はさすがにギョッとしたが）さして汚いとも思わず、私の目線ほど低い位置にまで何匹も連なって大声を競う「団地の住人」を観察してはフィルムに収めて夏を楽しむ。そして数週間が経ち、朝に夕にほんの少し心地よい風がそよぐ頃から大音声のボリュームは次第に減じていき、それに合わせて地面には日ごと蝉の亡骸が増える。出勤の行き来のたびに拾い上げては、かつてお気に入りだった木陰に集めて弔っているうちにその年の蝉塚が築かれ、その間にもつるべ落としで日は短くなって夏が終わっていく。

そんな決まりきった季節の営みが、今年は何か違っていた。その下を通り抜けるだけで汗が噴き出すほどのせみ時雨は、最盛期でさえ例年に遠く及ばず、当然の結果として遭遇する蝉の亡骸も驚くほど少なかった。一体彼らの身に何が起こったのだろう？　真夏の気温は年々確実に上昇しているが、彼らもまた世界各地で何かと話題になっている地球温暖化の犠牲者となったのか。放題に大声を張り上げて他人の体感温度はどんどん上げるくせに、自身は高すぎる気温のもとでは生き抜けないというのだろうか。いつまでたっても控えめなせみ時雨に業を煮やし、「何やってるのよ。頑張って早く出ておいでよ」とヤキモキしながら土に向かってゲキを飛ばしているうちに本当に夏は終わってしまった。

高校時代にレイチェル・カーソンの「沈黙の春」※注を読んで、人間の叡智が生み出した化学物質が無秩序に使用され、生態循環の中で蓄積を重ねることによってもたらされる環境破壊の影に震えた。30年以上経った今、カーソンの生誕100周年で再び本書が紹介されている記事を見かけたが、この100年に地球の温度は0.8℃上がった。たかが0.8℃と思うなかれ、温度上昇の加速は著しくこれからの100年では5℃も上がると言われているのだ。先だっても鳩山首相が国連の気候変動首脳会合で「CO_2の25％削減」という大きな指標を打ち出して拍手喝采を浴びたことは記憶に新しい。

思いがけず夏の隣人の「異変」に遭遇したおかげで、微力ながら地球のために何かしたくなった。不幸にも暑すぎた地上生活を謳歌できなかった蝉の子たちに哀悼の意を表して、これまでも挫折を繰り返してきた「家とオフィスのマイナス6％活動」（今や25％活動…ハードルはかなり高い）に今度こそ真剣に取り組もう。

※注　原題はSilent Springで、春になっても鳥が死に絶えて鳴かないことを暗示している。日本語訳は当初「生と死の妙薬」であった。化学物質がもたらす環境破壊にいち早く警鐘を鳴らし、その後米国でのＤＤＴの全面使用禁止のみならず、環境保護活動の世界的普及に一役買った著者の代表作である。

臨牀看護2010／1月号

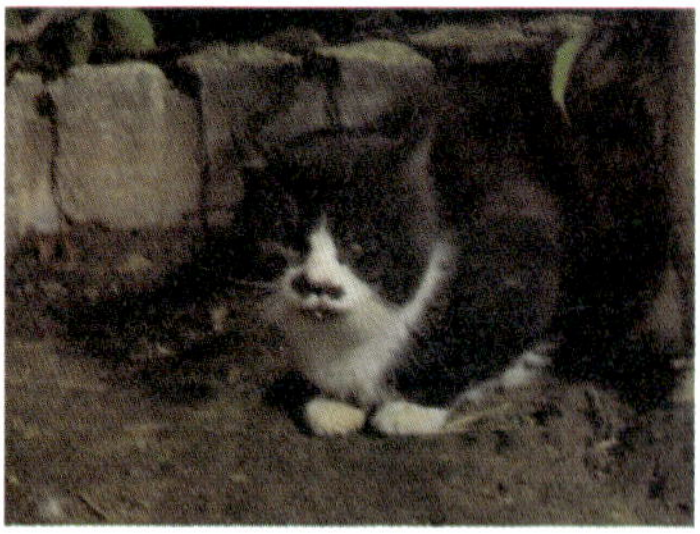

猫ぎらい

世の中には本当に犬好き猫好きが多い。遠い昔から人間を支え励まし、よき伴侶であり続けた犬に対して、ヒトとの主従契約を好まず、常にその対極に位置づけられてきた猫。終生の無頼派を貫くつわものもいるが、よしんば共生を受け入れてペットの座についたとしても、人間側の身勝手な都合で蜜月のパラダイスから一転、アウトドアライフを余儀なくされる場合も少なくない。一兆数千億円ともいわれるペット産業繁栄の裏側で、動物管理センターの殺処分数は年間35万匹にのぼり、その約7割が猫である。幸い理不尽な死を逃れ、それぞれに武勇伝を抱えながらのサバイバーは、なお飢えや病や車の脅威にさらされつつ真摯に生を営む。

私は生き物全般が好きなので猫だってけして大嫌いではないが、家族として食住を共にするのは犬と決めている。ネコ派の知人の手足に生傷が絶えないのを見るにつけ、家庭内暴力さながら「身内」にさえ突然フーッと逆毛でファイティングフェイズに入る猫とは生涯良好な関係は築けないと確信しており、この点では同居する叔母―彼女は猫は大嫌いと公言してはばからない―、と完全合意が成立している。が、そんな我が家の庭にも柵や植え込みをものともせず猫はやってくる。要らぬお世話の敷地内パトロールを日課とする常連の一匹に、大きな黒白ツートンのオスがいる。彼はせっかくの白く通った鼻スジの真下、ヒトで言うならちょうど人中のあたりだけ黒毛が生えているため、常に大きなハナ○ソを付けて歩いているように見える。加えて年齢不詳ながら腹囲豊かなメタボ体型でもあり、人間界ならかなりイケてないオジサンなのだが、なぜか地域のメス猫たちは彼を放っておかないようで、シーズンともなれば明らかに彼のDNAを受け継いだハナ○ソ子猫がそこかしこを闊歩している。厳しい動物界にあってモテる基準は断じて富でも容姿でもないのだろう。

6月のある夜、帰宅すると目の前を小さな影がよぎった。生後およそ3、4週のガリガリに痩せた子猫が4匹、道路を挟んだ草むらから用心深くこちらを見ている。朝食で残したパンをちぎって与えてみると猛烈な勢いで完食し、たちまち空き地の闇に消えていったが、以来我が家のガレージを「おうち」と認識したらしい。幸い彼らにはパパの白い鼻スジだけが受け継がれている（幸いというのは、今度はこちらが要らぬ世話でした）。ドッグフードがみるみる減っていくのを叔母が訝しがるので、初めてキャットフードなるものを購入し、ガレージの棚に隠し持つ身となった。とはいえ泊りがけの出張が多くて毎々の給餌もままならず、ついに「隠し子」の存在を明かして留守中の世話を頼んだものの予想通り言下に断られた。

当初、猫たちの不快距離は非常に大きく、私が3m以上離れるまではけして食事に口をつけなかったが、やがて2mが10cmになり、今や朝はポーチで夜は門下でお待ちかね、後になり先になりついて来ては文字どおりの猫背を並べて配膳を待つ。帰宅が遅い日は律義にお出迎えだけしてフードには目もくれないので、どこか他にも「行きつけ」ができたのだろうぐらいに思っていたある日、出張から早めに戻ってみると、フードを食器に移しながら「今あげるからちょっと待ってな」という叔母の声。私に気づくとこの上なくバツが悪そうに「だってあんたはいつも遅いし、私が外に出たらついて来るのよ」などと、聞いてもいない「大嫌いな猫に語りかけた理由」を釈明している。彼女も齢八十を超えてから、まさか自分が猫相手に猫なで声など出す日が来るとは夢にも思わなかったに違いないが、その歳まで貫いてきた「好き嫌い」に妥協の枠を設けられるしなやかさは、身内ながらアッパレである。さっさと「現場」を去る彼女の背に敬礼する私を猫たちだけがつまらなそうに見ていた。

喰わず嫌いの対象は食べ物でないことも多々あって、嫌いなものがずっと嫌いなこともあるけれど、何かのきっかけで「普通」に格上げされたり、時には大好きになることだってある。相手が生き物の場合はなおのこと、情がウツるというのはなかなか素敵な妥協の形である。

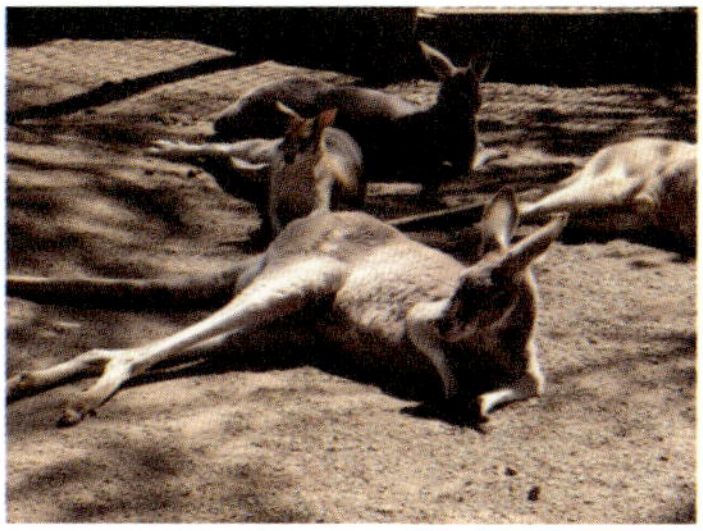

哀しきカンガルー

第22回国際リンパ学会に出席するため、9月の末にシドニーに行った。ご存知オーストラリアはカンガルーやコアラなどの有袋類をはじめ、原始的哺乳類の最後の楽園とあって、生き物好きの私にとっては垂涎の聖地であり、学会発表以外の目的はもちろん「豪州限定の動物と交流を図ること」。日頃から出張先でのお土産に頭を悩ますのはナンセンスと確信しているので、どうしても定番頼みになる。ワインは重いし、割れたら厄介この上ないのでハナから除外。大きなお土産物屋を一軒見渡したのちにはすでに、小さな抱きつきコアラと、あまりにも有名なチョコレート菓子 TimTam に加え、カンガルー親子のぬいぐるみと決めた。

本文のタイトル上、学会での研修成果は一切割愛するが、70年ぶりの大砂嵐でダウンタウンが真っ赤になった翌日、運よく大人気のツアー「世界遺産ブルーマウンテンズと自然動物園を満喫！」のチケットが取れた。ブルーマウンテンズはコアラの好物であるユーカリの樹海が広がり、その葉から揮発した油分がフィルターとなって山々を青く映すことに由来するという。一方の動物園は豪州生まれの動物ばかりを集めた福袋のような場所で、ここでなら「日本では到底お目にかかれないくらい、本国ならではの思い入れたっぷりなカンガルーのぬいぐるみ」を入手する夢が叶うだろうと、俄然買う気満々で物色していたらあることに気付いた。安手の商品は赤ちゃんカンガルーが袋に縫い付けてあり取り出せないので、ここは奮発すべしと即決。旅の荷物にはなるが大きなぬいぐるみなら赤ちゃんカンガルーをお母さんの袋から出してもかわいいしと、ワクワク園内最高額のぬいぐるみに手を伸ばしたら、袋からズボッと抜けたのは首だけの子カンガルーだった。日本の子供ならこの時点で間違いなく泣くし、その晩は怖い夢をみておねしょ位するかもしれない代物である。が、その後動物園のみならず、町のショップ、スーパー、空港と、至る所で見かけるカンガルーのおなかの中は例外なくズボッと抜ける首だけなのだった。結局親友へのおみやげは五体満足なカンガルーのボトルストッパーに代わった。

帰国後にメルボルン出身の知人から「シドニーでカンガルーのステーキ、食べた？」と聞かれ、二回聞き返した。「野生動物園であんなに大切に保護されている生き物を、あんたら食べるの？」との問いには、「カンガルーはどんどん増えるからね。確か毎年200万頭から600万頭くらいは狩ってもいいことになってるんだ」とウインクされた。そんなバカなとインターネットで検索してみると、早速こんなニュースがヒットした。2009年9月9日、フランスAFP通信によれば、オーストラリア当局が「カンガルー肉」の輸入禁止措置をとったロシアの代わりに「お得意様」として中国を推したところ、民間から「中国人に食べ尽くされる！」と猛反発が起きたそうな。オーストラリア動物園創設者の親族らが中国に「我々はパンダを食べないから、カンガルーを食べないで」と悲壮なメッセージを送っているそうだが（11日環球時報）、販売業者にしてみればどこの国でも大歓迎で、オーストラリアカンガルー産業協会長は「早ければ2010年から輸出を開始。ソーセージやしゃぶしゃぶ用に高く売れるだろう」と語っているという。

「ほんとに食べちゃうんだー…」だから首しかなくても平気なんだ。しかも減らない程度に「保護」しながら食べているなんて。これを果たして保護と呼ぶのだろうか。今はただ、シドニーで入った飲食店で一度もカンガルーメニューを見かけることがなかったわが幸運に感謝するのみである。「食べちゃいたいほどかわいい」というモノの例えはあるけれど、「かわいいけど食べちゃおう」という食文化はどうにも頂けない。

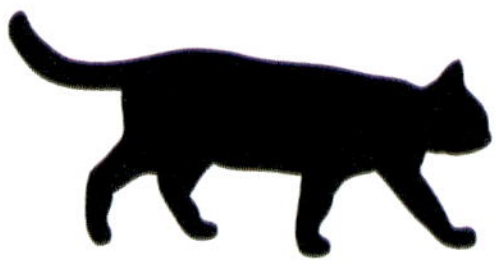

猫たちのリスクマネジメント

昨年は気温の下がるのが早く、ここ数年の暖冬とは打って変わって師走の半ばからかなり寒い冬となった。お近づきになって半年が過ぎたハナ○ソ家※の面々だが、痩せっぽちだった子猫たちも成猫と変わらぬ大きさに育ち、二匹はすでに独立して残る二匹がハナ○ソパパとともにわが家を縄張りとしていた。とはいえ、彼らは相変わらず朝晩に「ご飯」といって顔を見せるだけだったので、本当のねぐらがどこかは知らないままだったが、どのみち吹きさらしの屋外に違いない。大きくなった子猫たちには初めてのつらい季節なので、晩秋の肌寒いある日、私は宅配便の段ボールを二つ重ねにしてその隙間に発泡スチロールやらプチプチビニールやらを詰め込み、古毛布の端切れを敷いた寒さしのぎのほったて別荘をプレゼントした。

何せひとまず猫ぎらいではなくなったがそれだけのこと。知っているのはせいぜい「猫はヒトには容易になびかない」という言い伝えくらいだった。だから「こんな人間の手垢が付いた箱になんか住めるかってなもんだろうなあ」と、彼らが「別荘」を活用してくれることなどさして期待もしていなかったのだが、あろうことかその夜から早速二匹の子はここにお泊まりしたのだ。しかも、数日後の真冬日にはなんとハナ〇ソまでが泊っており、どうみても二匹定員の段ボールは150%の超満員で、翌朝はビックリ箱を開けたように次々と飛び出して、そりゃあ狭かったのだろう、一様に入念なストレッチを繰り返す彼らを窓越しに見ては他愛もなく浮かれていた。

こうして暮れも押し迫った頃、一番慣れていた猫が体調を壊した。朝も夜も、皆とそろって顔は出すのにフードには手をつけない。気管支炎をこじらせたのかまもなくヒューヒュー言い出したので、たまりかねて段ボールごと家に運び入れ、温めたりさすったり点滴まで施したがその日の深夜に亡くなった。「猫は死に姿をヒトに見せない」という言い伝えも呑気に信じて疑わなかった私は、ずっと軒下の段ボールにいる猫の重態に気付いてやることができなかった。最期に立ち上がりたい素振りを見せたので箱から出してやると、行儀よく用を足すなり私の腕にくずおれてそのまま息を引き取ってしまった子が、元気なときは付かず離れずそっけなかったけれど、箱の中でひとり私を頼っていたのかと思うと、今も不憫で無念でならない。

亡くなる前から段ボールはシングルユースになっており、「病気の同胞を思いやって温かい寝床を譲るなんて、いいトコあるじゃない」と猫社会の家族愛に感心していたのだが、間もなくそれは非常に生ぬるい勘違いと知って愕然とした。命日の夜を境にわが家の庭から残りの二匹の姿は忽然と消え、同時にときどき顔を出しては残り物のお相伴に与かっていたよその猫たちもピタリと来なくなった。ネコ派の知人は口をそろえて言う。感染症で仲間が亡くなった危険な場所に長居は無用と判断し、一斉に避難したのだと。

人間に依存しない動物は、たとえ患っても医療の恩恵に浴することはできないから、感染の危険を回避することこそが彼らの「予防注射」なのだ。伝染るべからず。それはまさに命がけの真剣勝負で、野良生活の長い地域ねこたちが代々学んできたサバイバルの鉄則だった。自らの命と血の存続のために、感染源である家族に近寄らず、その死を悼む前にその轍を踏まぬよう、慣れ親しんだ縄張りとふれあいを捨てる。その徹底したリスクマネジメントに舌を巻きながら、静かになった庭で失った「準家族」の冥福を祈る。

※　10頁「猫ぎらい」臨牀看護２０１０／２月号に登場する親猫ハナ〇ソとその子どもたち

臨牀看護２０１０／４月号

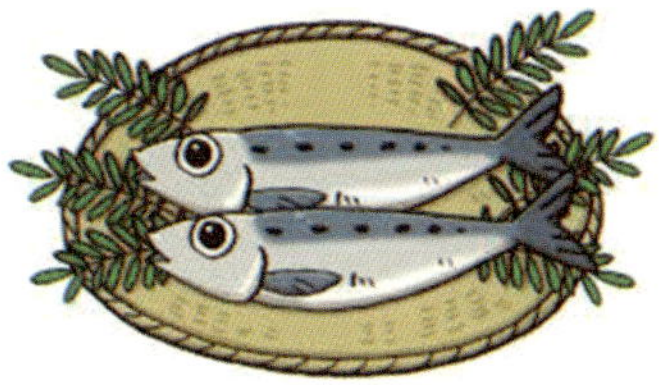

イワシの頭

母の生家は浄土真宗の小さな寺で、住職だった祖父は先の大戦中に亡くなったが、住職夫人として祖父も寺の最期も看取った祖母が存命のうちはその名残がそこかしこにとどまり、たとえば祖母が捨て身で救出した仏像は居間で一家を見守り続け、幼い私はひらがな版のマイ経本を携えて、意味もわからず仏像に向かって「きみょうむりょうじゅにょらいー」と祖母の傍らで読経にいそしんでいた。そして何より象徴的なことには姿の見えぬ「仏さま」が日々の会話の中にしばしば登場した。何かいいことがあればたちどころに母から「仏さまのおかげよ」と言われ、悪いことがあれば「ばちが当たったのよ」と片づけられるのだった。小生意気な一人っ子は少し自我が芽生えてくると早くもこの短絡的なジャッジに大いに反感を持つようになった。うまく行ったら自分のおかげだし、しくじったら自分のせい。そのほうがなんぼか潔くてわかりやすいのに、なぜいつも介入因子は会ったこともない「仏さま」なのだろう、と。

ところでわが家はこのようにいささか特殊な宗教環境にあったが、平均的にはけして信仰心が高くないこの国にも、だれもが口ずさんだことのある霊験あらたかな？お題目がある。「ちちんぷいぷい」と「痛いの痛いの飛んでけー！」。どちらも子供から大人まで「信者」の層が厚く、時に心の痛みにも御利益がある、らしい。理屈も何もないのだけれど、気軽に唱えられて、効かなくてもさほど腹も立たないゆるさがいいのだろう。海外版はと調べてみると、「Kiss it and make it well」だそうで、なるほどスマートだが日本人にはちょっと…。

祖母はしかし一方で「イワシの頭も信心から※注」が口癖でもあった。今思えば住職夫人の発言としてはいささか不謹慎であり、果たしてどれだけの信念を以てお釈迦様を拝んでいたのかと無礼な疑惑までわいてくるが、真実は永遠に闇の中だ。いずれにせよ71歳で生涯を終えた祖母は、その間に拝んでも祈ってもいっかな叶わなかった願いがよろずあったに違いなく、今生の一凡夫としては、祖父に内緒でイワシの名をつぶやきたくなることだって、そりゃああったのだろう。

成人して乳腺外科を業とする私は今、手術の技とEvidence based Medicine（ＥＢＭ）を武器に、宗教からは遠いところで乳癌との全面戦争を日々繰り広げているのだが、21世紀の今日もなお癌を死病と恐れ、恐れ方を誤った結果、治療の機を逸していささか厄介な状態になってから病院を訪れる人は後を絶たない。彼らの多くが受診を決意するまでＥＢＭそっちのけで頼みの綱としているのが、いわゆる民間療法である。どくだみや柿エキスの湿布、桐箱に入ったメシマコブやアガリクスの粉末からどこぞの山奥で汲んだ水まで豊富なラインナップは枚挙にいとまがなく、どれもこれもいいお値段だ。不幸と弱みにつけ込んだビジネスの臭いがしないでもないが、つけ込まれたかもしれぬ当人たちは一向にそれがハナにつく様子もない。双方を腹立たしく思いながらも、いつか病状が進んでＥＢＭが降参したあと、彼らの「ちちんぷいぷい」はいよいよそれだけになるのだから無下に否定するわけにもいかないのが癪のタネである。「一つくらい本当に効くイワシの頭があればいいのにね。」口に出せないセリフを飲み込みながら、今日も外来で「エビデンス」を人に説く。

※注　「イワシの頭も…」の由来は遠く平安にさかのぼる。旧正月に鰯の頭を柊に刺して玄関口におけば、鰯のにおいとヒイラ

ギの棘を嫌って鬼が退散すると信じて行われていた魔よけの風習で柊鰯、節分イワシなどと呼ばれる。これが転じてつまらないものでも信仰の対象となれば尊いように思えてくるという皮肉まじりの言い回し。

かたつむりの足跡

葉桜も散りかけた小雨の朝、出勤時に今年はじめてのカタツムリに遭遇した。石畳の端をゆるりゆるりと、しかし彼か彼女（いや確か雌雄同体である）はどうやら目指す方向があるらしく、そちらに向かって一路進んでいた。私はたまたま認識できたが、誰かに踏みしだかれて殻のかけらになったのを見つけるのも後生が悪いので、どこかの葉っぱにでも乗せてやろうとつまみ上げた。正確にはつまみ上げようとしたのだが、いっかな持ち上がらない。もちろん殻を除けば10gもなさそうなこのちっぽけな生き物が重いわけはないので、石畳とかたつむりの腹が真空どころの騒ぎじゃなく渾身の力で張り付いていて1㎜たりとも剥がれないのだ。大したものも食べてやしないだろうに、この「怪力」に込められた命の主張に確たる信念と自我を感じ、「じゃ、道中気をつけてお行き」とそのまま別れた。

カタツムリは生まれながらに殻を備えもつ陸貝の一種で殻が退化したのをナメクジと呼ぶのだそうで、両者が近しい間柄ということはうすうす気づいていたが、木の葉や石塀を歩いていたのがまさか貝だとは思いもしなかった。殻は人間のツムジ同様に右巻きと左巻きがあるらしく、植物や藻や紙など好き嫌いなく何でも食べるよい子である。殻は生まれたてから標準装備なので、その中には心臓、肝・腎や肺だって内蔵されており、角の先の眼のようなポッチがご想像どおり実際に目である。したがって大事なパーツである殻が汚れていることをカタツムリは好まず、時間をかけて隅々まで舐めてきれいにするらしい（ネコの毛づくろいみたいなものだろうが、カタツムリが身体を目いっぱい伸ばして夢中で殻を舐めている図は、ちょっと嫌？）。だから殻の汚れているカタツムリはもう生きていないのだって。乾燥を嫌い、殻口にフィルムのような膜を張って息を潜めて湿気を待つ。掃除も移動もゆっくりだが妥協がなく堅実なあたり、見かけによらず「頑固一徹」という表現さえふさわしい几帳面キャラなのである。

梅雨のうっとうしいイメージにふさわしいモノトーナスな色合いにもかかわらず、アジサイの葉の上を歩く姿などに出会えば、雨天を少しだけ楽しく感じさせてくれるユーモラスな小動物は、ある時は子供の自由研究としてびんに飼われ、大人には高級食材として養殖され、地方に行けばカタツムリ神（子供の耳だれに効くそうな）として祀られたりもする、実にマルチな生き物でもある。私自身は「僕の後ろに道はできる」※注という詩の文句にかぶれていた悩める思春期の頃に、歩いた後に必ずヌラヌラと光る「足跡」を残すこの陸貝たちにちょっとしたコンプレックスを持っていたもので、この詩句は不惑の年代を過ぎた今もなお、生意気パワーの必須アミノ酸、いわば育ての親であり続けている（まだ育っているからね）。

行きずりのカタツムリをそれきり思い出すこともなく日常に追われていたが、帰り道、遭遇現場に近づくにつれて「そういえばあいつ…」と思い立ち、しゃがんであたりをチェック。幸い「事故」に遭った形跡もなく、無事に目的地に到着したらしいことを安堵しつつ帰宅した。部屋に入ると、いつもは気にもならない散らかり具合だが、手入れの行き届いたカタツムリを目のあたりにした今日の今日ではさすがにちょっと恥ずかしくなり、「週末は『殻』の大掃除でもしようかな」とつぶやきながら、とりあえず掃除機のコンセントを入れたのだった。

※注　高村光太郎の詩「道程」に出てくる一節で「僕の前に道はない、僕の後ろに道はできる」というフレーズ。

臨牀看護2010／8月号

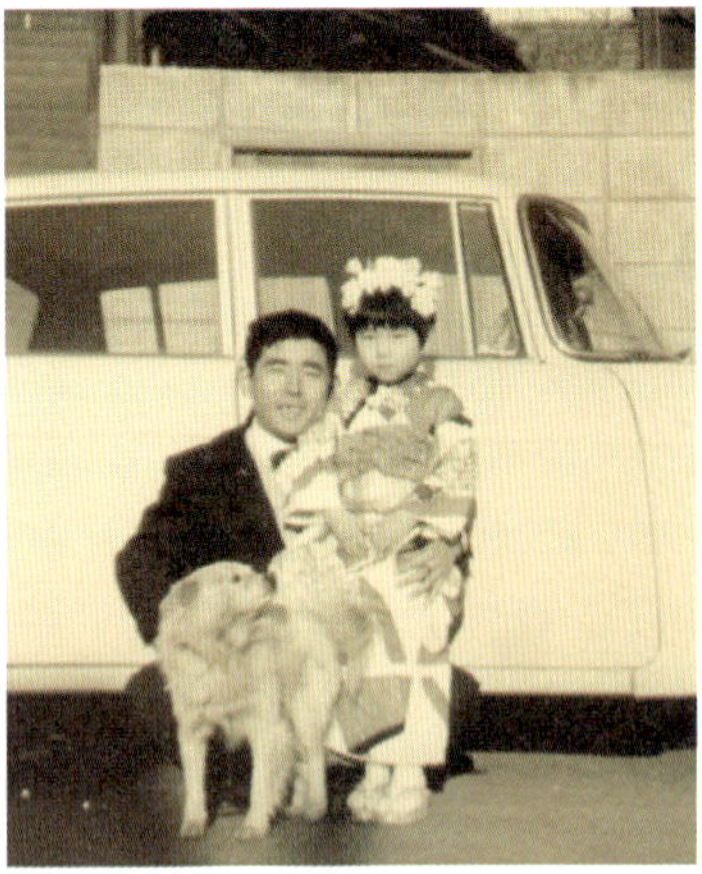

形見分け

父は満81歳、辰年で裸一貫小さいながら建築資材を取り扱う株式会社を立ち上げ、後年は会社時代に得た公営ギャンブル場の隣りの土地を活用して駐車場経営に転向した。医者の娘が言うことには一切耳を貸さずに続けた愛煙大酒のツケが回って糖尿や高血圧とは早くからつきあっていたが、7年ほど前に発症した脳梗塞はその後も父に繰り返し襲いかかり、最後に右半身麻痺と言語障害を残して落ち着いた。この数年は都心から二時間以上もかかる慢性期療養型の施設に入ったまま、始めこそ片言の会話と車椅子の操縦は出来ていたのだが、刺激の少ない入院生活は彼のできることを徐々に取り上げていき、とうとう物言わぬ寝たきりとなった。元気なときはいくら誘っても飛行機嫌いを理由に一度も私の九州生活を見に来ようとしなかった父だが、不自由な身体になってからは二回も福岡の地を訪れてくれた。一度は温泉に浸かりがてら娘の暮らしぶりを見に、二度目は入院先で見つかった肺癌に放射線治療を受けるために。

滞在中リハビリ代わりにと連れて行ったカラオケがいたく気に入り、大好きだった軍歌ばかりを何度も歌った。話せないのに流暢に歌えるのがとても不思議だが、画面は凝視しているものの次々と浮かんでは消える歌詞はおかまいなしで、ずっと一番だけをきわめて正確に、そしてとても嬉しそうに歌い続けていた。そんな父は結局肺癌も克服し、低空を極めて安定に飛行しながらあまた抱えていたどの病気のせいでもなく、ただ電池が切れたようにある夜すっと亡くなった。遠い地で臨床に携わる娘にとって、すぐに駆けつけられる大型連休中の訃報は非常にありがたかったが、世間は始まったばかりのゴールデンウィークに浮かれ一色である。諸事情慮って連休中に仮通夜と密葬を済ませ、翌週に本通夜と告別式を改めて執り行うことになった。

東京を離れて三十年、なかにはかれこれ四十年以上も会っていない親族が次々と父の枕もとを訪れてくれ、誰もかれも昔話に花が咲いた。私の知らない父や幼少の私のことを私よりよく知っている人々との心地よい再会は父のいなくなった悲しみを驚くほど柔らかく温かく包みこんでくれた。それにしてもこれが通常のウィークデーだったら、数カ月前から予約でいっぱいの外来患者や手術症例を置いては到底葬送の儀に参列することなどできなかったかもしれず、当然彼らとも会わないままだったはずであり、そんな私を皆の前に連れ出してちゃんと骨まで拾わせた父の粋なタイミングには心底舌を巻いていた。「親孝行したいときには……」というが、法事の席でさまざまなエピソードを聞く限り「九州にいる娘」を肴に父はずいぶんと旨い酒が進んだらしく、「離れてたってたっぷり孝行してたんだよ」の言葉にずいぶんと救われた。得意の説教もできなくなってから不自由な身体で娘の住処や働くさまをしかと見届けにやってきた父が、それで少しは安堵したのか更に心配になったのかはわからないが、積年没交渉だった親族たちに私を引き合わせるために選んだような命日こそ、父が私にはからってくれた時空を超えた血の形見分けと確信している。

四十九日の法要を済ませ、早くも「お線香の火が心配だから朝のお参りはやめまーす」などと写真の前で不孝な宣言をしているが、全くし足りていない親孝行の続きは「目やら声やらしぐさやら、そこかしこが瓜二つだったりそっくりだったりの賑やかなあの人たちと紡いでいくからね」と、かけがえのない縁結びを仕掛けて旅立っていった父に心から感謝している私なのである。

臨牀看護2010／9月号

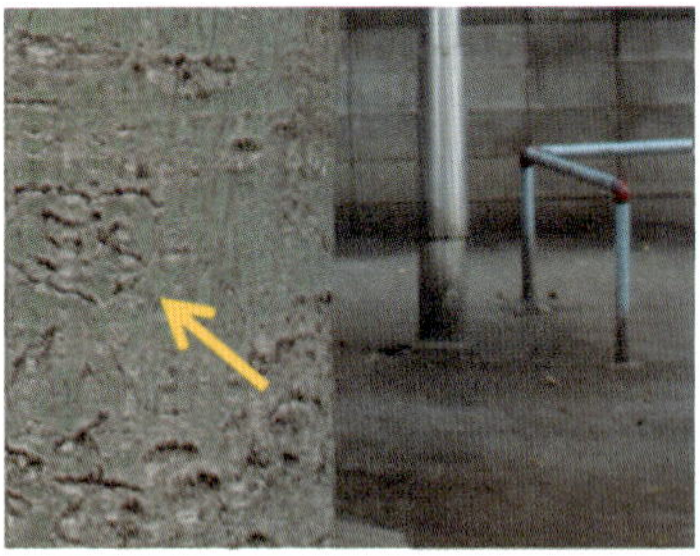

タイムカプセルを捜しに

ふるさと東京で開かれる学会は多いが、参加しても大抵は実家から離れた会場とホテルの往復に終始するか、あるいは発表が済んだらすぐさま福岡へとんぼ返りというパターンが圧倒的に多いので、出張中には自由時間などほとんどないのが常である。今回も札幌での乳癌学会と東京大学で開催されたリンパ学会の会期がそれぞれ水～金、木～日と思い切り重なったが、奇跡的に出番がまったくかぶることなく振り分けられていたため、秘書は時刻表と首っ引きでサスペンス劇場のトリック犯さながら分刻みの旅程を組んでくれた。しかし出来上がった日程表をよく見ると、リンパ学会で仕事があるのは木、金、日。土曜の午後にぽっかり空白の時間があることに気づいた私は、ふと子供の頃慣れ親しんだ谷中の街並みを訪れてみようと思った。

日暮里駅に降り立てば懐かしい建物や店構え、よく遊んでくれたおばちゃんの家、本堂に座布団で要塞を作っては走り回って叱られたお寺などが今も変わらず軒を連ねる中、当時はどの店も古びて何となく垢ぬけない下町だった谷中銀座は、最近ではよくメディアに取り上げられる観光スポット商店街に「格上げ」されていて、訪れたタレントたちの写真を看板代わりに出している店の前ではカメラを構える人々で賑わっていた。一方で商店街から細い路地を一本入ると、年配の夫婦がやっていた駄菓子屋や一日中輪転機の音が鳴り響いて子供好きのお兄ちゃんが2階の作業場でよく遊んでくれた小さな印刷所はあとかたもなくなっていた。さらに狭く細く続く迷路を横切ると、一年保育で通った幼稚園を発見した。入園前に祖母が特訓してくれたブランコや夜ごと自転車の練習をした広場もそのままに、板張りのお遊戯場で繰り広げられるバレエ教室のお稽古を欠かさず見に行って年長さんたちの振りを真似したこと、きれいだけど「少しは大人しくしてなさい！」と四六時中怒っていた（そもそもは私が落ち着きのないことがいけないのだが）はと組の担任…モノクロの写真がバラバラと降ってきてものすごい速度で回転する走馬灯に目が回り、私はひとっ飛びに半世紀ほども昔に舞い戻っていった。

あるものが今も残っているのかどうしても確かめたくて、幼稚園に連なる公園の奥へと急いだ。敷地の一角には桐の木々が数本、今も涼しい日陰を提供している。遠い昔、このうちの一本に大好きな男の子と二人互いの名前を刻んだのだが…。「あった」思わず声に出してしまうほど、それは鮮明に残っていた。気が遠くなるほどの長い時間、この木々が切られずに存在し続けたことも、たかが子供がとがった石か何かで掘ったハートで囲まれた二人のイニシャルSとKが木の成長とともに多分わずかに大きくなってそのまま残っていたことも、意外なのか当然なのかわからないまま大きな感動に包まれていた。イニシャルの器がオープンシェイプの「相合傘」ではなく、クローズドの「ハート」なのは、幼い一人っ子の独占欲の表れである。いつでも自由に出られる傘の代わりに、閉鎖空間にイニシャルを閉じ込めることを提案した6歳の思惑があまりにもわかりやすくて、とうとうこらえきれずに笑った。まさに三つ子の魂百までも、である。

S君は今もこの街に暮らしているのだろうか。どんな大人になってどんな恋をして、木に託したタイムカプセルをこんな風に見に来ることはあったのかしら…。砂場の周りを掃除していた幼稚園の職員らしき女性が、何の変哲もない木の幹をニヤニヤといつまでも撫でたりさすったりしている私を、箒の手を動かしながらうさん臭そうに見ていた。

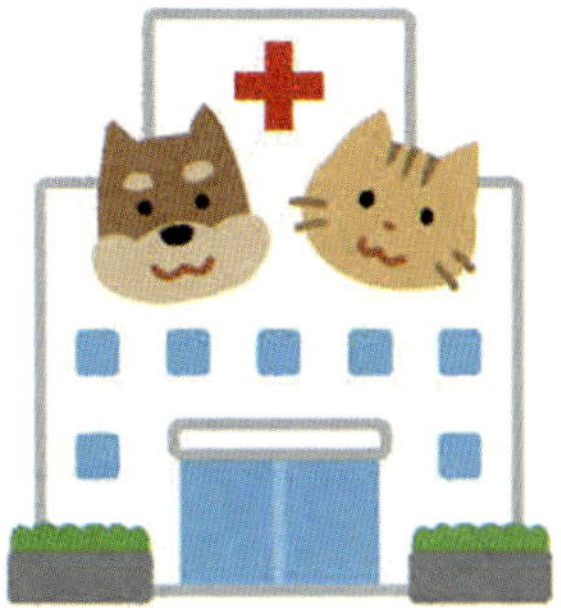

待合室にて

Oncoplastic Surgery（整容性を考慮した癌手術）の恩師ともいうべき先輩医師が経営するクリニックの院長を任される話が決まっていた私は、手術のやりすぎで痛めた肘を休ませるつもりもあって、着任までの4週間を年次休暇の消費に充てて、長いリフレッシュ休暇を満喫する。はずだったのだが…。

せめて最初の1週間くらいは一切スケジュールを組まずにぐーたらライフを決め込むつもりだったのに、こちらの思惑を見計らったようにうちの愛娘たち（イングリッシュ・コッカースパニエルとシー・ズーの双子）が一斉に外耳炎やら胃腸炎やらを患い、早速友人の手を借りて動物病院に通院することになった。

双子をベビーカーに入れて友人に押してもらいつつ、自分はじゃじゃ馬な長女のリードを最短に持って「付け！」を連発しながら徒歩5分の「かかりつけ医」に汗だくで到着した。受付開始前にもかかわらず、すでに2組の先客がいて、1人はネコを1人はミニチュアシュナウザーを連れた女性だった（犬なら大抵の種類はわかるが、猫はからきしですべて「ネコ」なのです）。2人はすでに顔見知りらしく、ひとしきり「我が子」の近況や病状を目を細めながら話していたが、1番手の猫が診察室に呼ばれると手持ちぶさたになったシュナウザーの「ママ」が今度はうちの娘たちに話しかけ始めた。「あなた達はいくちゅ？女の子？」奴らが答えられるはずもなく「こっちは2歳の双子で大きいのが8歳になりました」と答えるとすぐさま「お子さんは？」と質問はいくらでも飛んでくる。こちらから何も尋ねないのも興味がないようで（実際あまりないのだが）なんだか申し訳なく「お宅は男のお子さんですか？」などと分かり切ったことを聞いてみる。子供たちをあやしながら、聞いて聞かれてさながら小児科の待合室である。肝心の動物たちはドアを開けた瞬間から不吉な予感がしているらしく、ガタガタと震えながら鼻水は垂れ放題、目は充血し大口を開けて荒い息、せっかくの器量よしがなっちゃないのである（何て親バカ！）。

小一時間待ってやっと順番が回ってきたので双子の一方を抱き上げたら、診察室から出てきた猫のママから「あら北村先生」と呼び止められた。自分の患者さんだった。休職中ながら慣れない日中の外出にはいわれのない後ろめたさがあって自然とうつむきがちではあったが、それにしても狭い待合室にもかかわらず「かわいい鳴き声のネコだなあ」と思ったきり全く気づかなかった。汚いジーンズとTシャツ姿でにやけた顔で犬をあやしている所はできれば見られたくない相手であったが、致し方なく挨拶を。「先生のクリニックはどこですか？」今度は自分の説明である。狭い待合室、おかげで後続の「親」たちにも素性がばれる羽目になり、要らぬ汗までかいてしまった。

3匹順番に何とか診察と採血をし（診察台に乗るとハラが座るのかシリをまくるのか、震えながらも皆お利口さんにじっとしていた）、点耳薬の処方を受けて、しめてン万円也を支払い帰途についたときにはヒトもイヌも疲労困憊、くたくたであった。「1週間後に様子を見せて」と言われて、今から結構憂うつながら、動物病院の待合室はママ気分を味わえるなんとも不思議な空間ではある。

平均寿命上位国		
1	日本	83歳
1	サンマリノ	83歳
3	アイスランド，アンドラ，イタリア，オーストラリア，スイス，モナコ	82歳

叔母のイチブン

ミレニアムだ2000年問題だと騒いでいた日々はもう大昔で，間もなく2011年がやって来ようとしている。一人一人が毎年確実に年齢を重ねていくことだけは古今東西まさに平等である。昨今は戸籍上の120歳や150歳が続出して世間を騒がせたが，我が国の平均寿命は男性79歳，女性86歳。日本が世界有数の長寿国であることに相違はない。そんな中，同居する叔母は82歳。大声でハキハキ話せばまだまだ会話はツーカーで行けるし見た目もかなり若い。が，心がいくらフレキシブルといってもやはり身体能力はそこそこ衰えてきていて，よくつまづくしよく転ぶ。

最大級の転倒は忘れもしない2007年11月27日のこと。当時の厚生労働大臣舛添要一氏に面談が叶い，リンパ浮腫の治療に使う弾性着衣の療養費申請を直談判して「来春から何とかしましょう」という大臣発言を引き出すことに成功し，意気揚々と福岡の空港に降り立った途端，叔母から「玄関で転んで立てないの」と携帯が入った。勝機を肴に仲間と打ち上げようかという絶妙のタイミングではあったが，さすがに「なぜ今日なのよ」と怒る訳にも行かず急ぎ帰宅すると，暗い玄関にぺったんと座り込んでいる。左下腿はすっかり腫れて骨折を疑いようもなかった。幸いにも大臣に見せるために持っていた弾性包帯を使って軟固定しつつ介護タクシーを待った。案の定、腓骨と脛骨が同じ高さでキレイに折れており、そのまま入院。打ち上げの美酒はコンビニのおにぎりとウーロン茶にすり替わった。

手術は行わず、保存的に化骨を待つことになったが入院は数カ月におよび、歩行器要らずになるまでにはさらに相当な時間がかかった。退院してもしばらくは歩行器や杖の厄介になり、家のあちらこちらにつかまる場所が必要になってきたところで、主治医の勧めもあって介護申請をすることになった。早速区役所で面談を申し込むと担当者がやってきて、既往歴の聴取や認知のスクリーニング検査とともに、本人に基本的な運動や動作をさせてみる。不自由度の程度に応じてサポートの必要性を「要介護」か「要支援」に大別し、これをさらに振り分けて計7段階で評価し、認定に至るのである。叔母はこの不自由度を見定める「儀式」に非常に憤慨し、二度と受けないからねと言い放った。実際に、「要支援2」という認定をもらいはしたが、一度だけリフォーム費用に数万を充てた以外、ヘルパーによる介助はけして首を縦に振らなかった。そして1年目の更新時期、説得と口論を繰り返してやっとまた面接を受ける気になってはくれたのだが…。再びやってきた訪問員に叔母は驚くほどの元気アピールをして、普段の千鳥足が信じられぬほどにどの運動もしっかり満点の着地を見せつけ、認知テストはもとより難なくクリアし、3つの物の名前を即答した返す刀で訪問員に「貴方も大変なお仕事ですね」なんて甚だしく無愛想にのたまうのだった。結果、今年は「要支援1」に格上げされ、「あんなに元気なふりするから！」と落胆する私の声には答えず、「やはり『支援』にはなるのか」としごく不本意な様子であった。

介護を必要とせずに自立して暮らせる生存期間、いわゆる健康寿命は男73歳に女が78歳。かくしゃくとした元気な高齢者は国の宝であり、国際社会で良いことの上位ランキングではトンと見かけることがなくなった我が国の名前を発見できる数少ない自慢どころである。そして、この健康寿命をとうに超え、手放しでは「健康」と言えない今も、多少の不自由を押し隠してお国の世話になるまいと高齢者のイチブンを貫く叔母は私の宝なのである。

臨牀看護2011／1月号

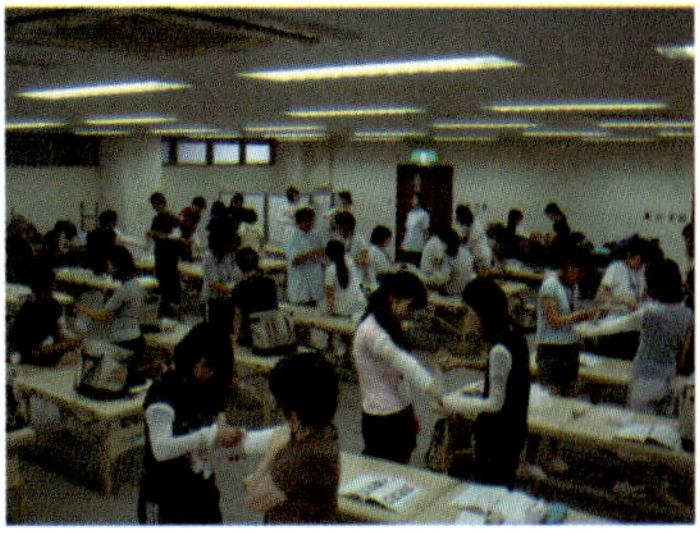

教える言い分、教わる言い分

がん術後の後遺症である腕や脚のリンパ浮腫に対する治療法として、弾性着衣が保険収載された2008年。リンパ浮腫元年と位置づけられるこの年に人材育成機関であるリンパ浮腫指導技能者養成協会を設立して以来、今年の秋で養成講座も第6回目を迎えた。きわめて順風満帆だったのが一転、便宜供与契約を結んでいた前任地院長の交代に伴い、滅多にはかないスカートの裾を踏んづけられて大ピンチに陥った。が、そこは女医が生き残るための知恵袋。結構よく踏まれるスカートは踏んだそばから切れていく「トカゲのしっぽ」仕立てで、合戦にさしたる障りなし。どこかの国さながらの目的が不明な砲撃の数々には退職という大技で応え、開催直前の会場探しという絶体絶命の危機も、クリニックから徒歩10分の貸し大会議室が開催期間の20日間だけぽっかり空いているという運命的な幸運に助けられて、水面上はきわめて順調に秋期開講の運びとなった。「ギリギリガール」今も健在、である。

しかしもちろん運だけでは乗り切れない。自分の勤務敷地外での開催は初めてで、出勤前後にクリニックと会場を効率よく往復するための最短距離は？　所要時間は？　とアクセスの下見やら、座学と実習を同じ空間で行うためのシミュレーションやらをことさら入念に行い、フンドシを固く固く締め直して臨んだ開講日であった。今回18都道府県から集った41名の受講生は理学療法士が5名と看護師36名。大学教授や外来師長、認定看護師など今回もつわもの揃いで相手にとって不足なしというところだ。「ツワモノ」だなんて愛すべき受講生にも臨戦態勢かよ、と思うなかれ、これには深い訳があるのだ。我が協会では各講義と実習ごとに評価を問うアンケート調査を実施しており、評価は5(大変よい)から1(不必要)までの5段階で、良きにつけ悪しきにつけ評価の理由を記載して毎日提出してもらうという主催者にはいささか「痛い」システムを初回から死守している。そうすることによって講座はきめ細かくブラッシュアップされ、設立から三年という若さなんぞは容易に凌駕できると踏んでいるからだ。

開講式では「ぜひ忌憚のない意見を」と公言し事実それを願ってもいるが、手書きの批評をリアルタイムで読む身のつらさよ。周到に準備した講義に低い評価や厳しい、時に失礼なコメントさえ目の当たりにせねばならないのはけして軽くない試練である。「なんじゃこりゃ!」とのけぞる珍回答も毎回必出で、「難しくてよくわからなかった:3」(そりゃ自分が3なのでは?)や「もっと聴きたくて時間が足りない:4」(じゃ5でしょ!)は苦笑いで済むが、ときに中傷的な発言や僭越な進言を上から投げ下ろしてくる非常識な輩もいる。しかし一方で、我が意を得たりという提案はすぐさま次回に反映させることができる優れたスクリーニング法でもあり、少数精鋭(自分で言うのも何ですが)の運営会議はけして「前向きに検討」などせずYesかNoで即決する。この戦略によって改良を重ねたカリキュラムはついに、厚生労働省委託事業のリンパ浮腫研修委員会に設置された「資格・認定カリキュラムワーキンググループ」をして「日本のカリキュラムのモデルケースとする」と言わしめるまでになったのである。

教える側にとっていつも教え子はかわいい。その成果が自分では手の届かない遠隔地の患者に直にフィードバックされるならなおのこと、何が何でもちゃんと育ってほしい。だから修了試験は難関を極め、容易には通せないし通すまいと決めている。私たちは厳しいアンケートに、受講生は難しい登竜門に、「有り難かったり腹が立ったり」は永遠のお互いさまだ。

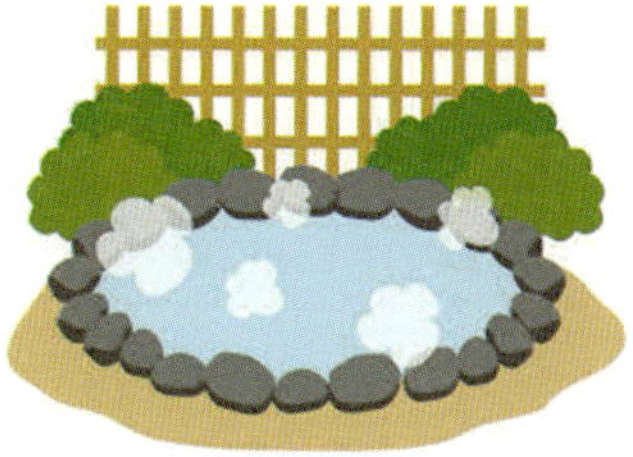

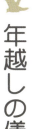

年越しの儀

11月の声を聞くと同時に翌年の手帳が店頭に並び始め、師走ともなればベストセラー並みにコーナーを陣取ってさまざまな商品が大量に置かれるようになる。最近ではiPadやスマートフォンの普及も著しく何でもかんでも情報を電子化するのが大流行だが、それでも手書きモノの需要がなくなることはないようで、手帳売り場は新たな年に向けてハードルを架け替える「季節」の到来を告げる風物詩だ。

今振り返れば、学生時代は三度の新学期とその間に与えられた長い休暇があり、一年に何度も仕切り直しができる極めて恵まれた環境にあった。その頃は試験と休暇を単にレースとご褒美の人参くらいにしかとらえていなかったが、実は区切られたセクションごとに、将来設計とライフスタイルのアンバランスを省みてちゃんと成人するための方策を練る絶好の機会でもあったのだから、有効に活用していればかなり後悔の少ない大人になれた、はずだった、かもしれない…。時は移り、自分のプランなどそっちのけで患者の治療計画を立て術後経過を追いかけつつ書類整理に追われる気ぜわしい職を選び、長い休暇どころかろくに週末もないような生活に身を置くようになってみると、年末年始に訪れる数日の連休だけが過ぎゆく年を顧み、迎える年の策略を練る唯一の時間として実にかけがえのないものに思えてくるのである。

「若手」でも「中堅」でもなくなってオンコール業務から解放された頃から、この貴重な数日は毎年必ずお気に入りの定宿を確保し、叔母と二人温泉三昧を決めこむようになった。この時ばかりは娘たちもごひいきのペットホテルでお留守番である（初回、預けることを心から不憫に思ったのは大間違いで、「早く連れてって」「置いていかないで」と送迎のお姉さんにあまりにも真剣に追いすがるさまは、保護者として彼らも楽しんでいるらしきことに安堵しつつも、フツフツと沸きあがるジェラシーに毎度イラっと来ないではない）。親はといえばチェックインするや浴衣に着替え、少し離れた山あいで同じオーナーが経営する山荘へと向かうマイクロバスに揺られること10分。借景豊かな露天風呂に身を溶かせて目をつむり、しばし考える猿と化す。来年はあのプロジェクトを煮詰めようだとか、ガイドラインの改訂準備に入ろうだとか湯けむり越しに清流を見下ろしながら、まるでより高くより遠くに飛ぶための助走みたいに勢いよく湯に沈むと、今年背負った苦労や邪気がさらさらと体の外に流れ出ていくようだ。部屋に戻って供されたお薄をすすり和菓子をほおばりながら、すでに決定している出張やイベントを真新しい手帳に書き写していく。そうしながらまたひとしきり、「しないといけないこと、した方がいいこと、したいこと…」と優先順ランキングを一人楽しみ、それにも飽きると今度は夕餉までまだ明るいうちから部屋の檜風呂で掛け流しの源泉にふやけて過ごす、これもまた至福の極み。バッグにしのばせて行った数冊の本を湯殿に持ち込んでは差し込む自然光で、取っかえ引っかえ縦に斜めに読んでいく「ごちそう」に心が舌鼓をやめない。

やがて短い夕方はすっかり闇に塗りかえられ、お風呂上がりに極度の脱水下で飲んだビールに早くもほろ酔い以上酩酊未満の体となる。給仕にきた仲居さんをつかまえて来年も同じ日同じ部屋を押さえてもらい、今度は本当のご馳走に舌鼓をうちながら間もなく終わる一年の健康と健闘を称え、新しい年の成功を誓って祝杯をあげる。湯けむりにまかれながら新しい手帳へバトンタッチの、これが厳かなるも賑やかしいわが年越しの儀である。

臨牀看護2011／3月号

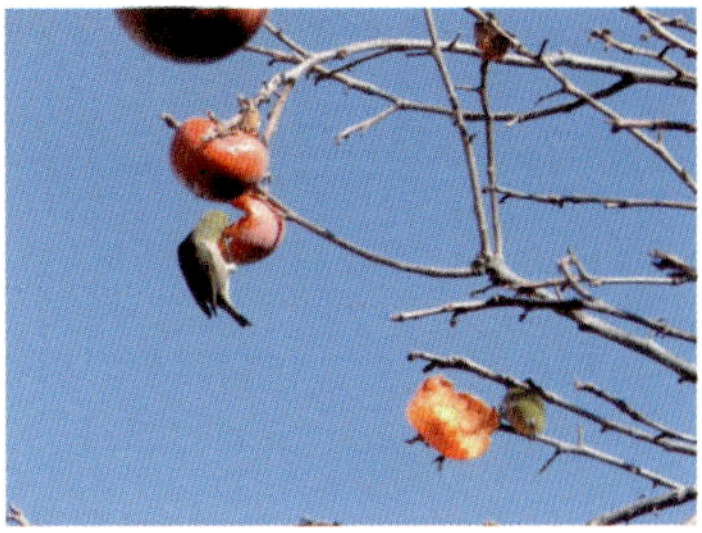

ウグイス食堂

「梅にウグイス」は、花札の絵柄でもおなじみの和風カップルであるけれど、わが家の梅の木は白い花が咲き、やがて直径3㎝ほどの、梅酒や梅干しにぴったりの大きな実がなる多分「古城」という種の大きな木で、可憐なウグイスにはあまり似つかわしくなく、実際にも留まっている姿を見たことはない。早春のある日「ホ、ホケッ…ッチョ、ッチョ」という可愛らしいリハーサルが数日続いたあとに突然美しく「ホーオ、ホケキョッ」と鳴き放つ場所はたいてい松や百日紅やまだ若いしだれ梅のあたりで、たとえ休日にしては早すぎる朝であってもその美声に起こされるとてもぜいたくな気分になるものだ。晩秋の頃には、件の梅の木から数メートル離れた柿の小枝に何羽もやってきて、収穫を逃れて熟した果実のお相伴にあずかっており、わが家では「柿にウグイス」こそが見慣れた光景である。と、これまでずっと思いこんでいたのだが、今回の執筆を機に実はこのウグイス色をした小さな鳥たちはメジロであることが発覚した。

柿の木で楽しげに会食する「ウグイス」をカメラに収め、どのショットを今回の挿絵に使おうかしらとズームアップで品定めをしていたら、目の周りがやけに白い。不安になって野鳥図鑑というサイトで調べてみると、ウグイス色をした小さな鳥は確かにメジロで「しばしばウグイスと間違えている人がいる」とあって、パソコンの前で一人真っ赤になって頭を掻いた。なんでも実際に梅花の蜜を吸いにくるのはメジロであり、ウグイスは藪の中で虫やアオガエルなどを食べる、みかけによらぬ肉食系らしい。さらに「ウグイス色」というとメジロのような鮮やかな緑色を思い浮かべがちだが、実はウグイス色とは「鶯茶」という茶色と黒がまざったような暗い緑色を言うのだそうで、確かに図鑑で見るウグイスの体色は茶褐色ベースのくすんだ緑である。

話を元に戻すとこの柿木は庭の南角に陣取り、隣りが駐車場であることも幸いして何もさえぎるものがないため太陽光の恩恵を欲しいままにスクスク育って、いわゆる外れ年もなくほぼ毎年美味しい果実をたくさん生みだしてくれる。青い実が赤くなりやがて紅や黄の落葉が地面を隠すほどになった頃合いを見計らって、暖かいある日脚立など出してきては、慣れぬ手つきでチョキンチョキンと一回限りの柿狩りを楽しむ。形や色を選びながら友人や職場用に欲張って20個ほども収穫するとそれきり、あとは鳥たちにふるまうことにしている（というより、庭はそもそも彼らのナワバリであるため、こちらがおすそわけを頂戴している感は否めない）。メジロに限らずスズメ、カラス、そして名も知らぬ茶色いハトのような背格好をした鳥もこの「食堂」の常連である。どの鳥たちも普段はどこをねぐらとし、いつどのように子育てをしているのか知る由もないが、彼らはこの庭に点在する季節の甘い贈り物を確実に記憶し、必ずこの場所を訪れ足繁く通ってきては、まだ果肉を残したまま地上に転がり落ちた実さえ、最後の一口までも丁寧に平らげる。

こうして冬枯れの寒い庭は鳥たちの豊かな食卓として大いに賑わい、「売り切れ御免」とばかり葉も実も落としてすっかりモノトーナスになった枝々のすべての先端には、まるで来年の会食の準備を始めるかのようにわずかに色づいた芽がすでに貌を出しているのだ。

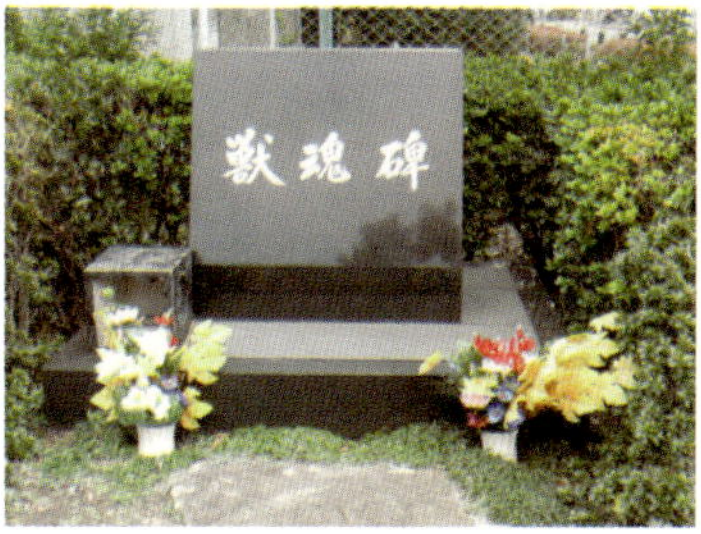

西部動物管理センターにある殺処分された動物の碑

ドリームボックス

英語が苦手とよく言われる日本人だが、「ドリーム」は「サンキュー」や「ラブ」と同じくらいよく知られた英単語であり、ドリームジャンボ宝くじやアメリカンドリームなど、愛と希望に満ち溢れた夢を託して、私たちは接頭・接尾をドリームで飾る。ではドリームボックスとはどんな素敵な玉手箱なのだろう。これが実は、飼い主に捨てられたりはぐれたりした動物たちを殺処分するガス室の別名であるとは、かなりの想像力を以てしてもなかなか思い至ることはできまい。

名前と実態の乖離はなはだしいこの「夢の箱」は、福岡市の東西にある動物管理センターにも存在する。2011年の私的課題※として1位にランクインした「殺処分ゼロ活動への参加」を開始するにあたって、情報収集のために西部管理センターを訪れた。門扉のすぐ脇にひっそりと在る慰霊碑に合掌するだけでも十分に心がヒリヒリするが、さらに希望者には施設内の見学が許されており、センターに収容された動物たちがどのようにして最期を迎えるかを職員さんが説明してくれる。無責任な飼主たちへと沸き上がる怒りを抑えつつドリームボックスの前に立ち尽くすが、おびただしい犠牲の上に流れた長い時間の中でいつのまにか都心部に野犬がいなくなり、一昔前には全国で50万匹以上だった殺処分数が28万匹まで減ったのは行政の功績に違いないことも十分に理解できた。理解しながらなお、この数とこのスピードでは「殺処分ゼロを実現するために」の掛け声と意気込みだけで、一個人がたやすく踏み出せる第一歩ではないこともまた思い知る記念の日となった。

このように動物愛護の問題は総論としては常に注目を集めながらも、なかなか各論に踏み込めない闇の聖域が目立つ。ほとんどの自治体が現在も採用している二酸化炭素による窒息死は、表向きは「短時間で絶命する「適切な手段の一つ」とされながら、閾値の個体差が大きく酸欠の苦しみが数十分続く動物もいるため、狭い鋼鉄の箱の中はおよそドリームとはかけ離れた地獄絵である。殺処分の対象はネコが9割以上を占め、さらにその95%が子ネコであるという。彼らは麻袋にまとめて入れられたまま、あたかも電子レンジで"チン"するように夢の箱の中で「一括処分」となる訳で、この現実の前では命の重みを論じる余地など毛の先ほどもない。息苦しさから全員舌を出して絶命しているという遺体はそのまま焼却炉へ落とされて処分され遺骨は粉砕処理の後に産業廃棄物処理業者へと引き渡される。「ペット不可の住宅に引っ越すから」「自分が病気になったから」「うまくしつけられないから」…ドリームボックスが、弁解にもならぬエゴから邪魔になった「家族」を捨て去る時の後ろめたさを少しでも軽くするために考えられた名称だとすれば、私たち人間にこの先ろくな未来はないような気さえしてくる。

美しく豊かな言語をもつ日本人は、それが故に真実を包み込んで余りあるほどの美辞麗句を駆使する癖がある。ペット王国の雄たるわが国の津々浦々に設けられた、動物を「管理」したり「愛護」したりする施設で、今も夢の箱がフル稼働している実態を見て見ぬふりのまま動物好きと名乗るなかれ。愛らしい動画サイトや「今日のワンコ・今日のニャンコ」に和まされているばかりでは、哺乳類最高峰の頭脳と感性を併せもつホモ・サピエンス（知恵のある人）の名がすたろうというものだ。

※　35頁「年越しの儀」臨牀看護2011／3月号より

臨牀看護2011／5月号

茶断ちの甲斐

動物救済活動への参加にあたり大きなきっかけとなったのは、多彩な広告業務を展開する会社社長N女史との出会いであった。その救済活動歴はあきれるほど長く、自らが編集長を務める情報誌を活用しながら救ってきた動物は数知れない。そしてこれも彼女の呼びかけで始まった「殺処分ゼロを実現するための会議」が月に一度彼女の自社ビルで開かれていることを知り、私はそこに活動デビューの場を見出したのだった。

会議には私のような素人の動物好きが数人と動物愛護団体に所属する人たち、そして時には市役所や動物管理センターの職員さんも休みを返上して参加してくれる。現場の人々と対話ができると知って新米の私はすぐさま短期のハッピーエンドを思い描いた。が、議論はそうたやすく解決の方向には向かわない。神妙に先輩諸氏の意見を拝聴していると、概して民間側は「これをやって、あれが足りない」、行政側は「それは無理、これは検討中」の応酬で、そこに「共働」のパートナーシップはなかなか見えてこない。目指すはともに「不幸な動物を減らすこと」、そしてそのために福岡市は予算を投じて立派な「動物愛護管理推進実施計画」まで作り上げているというのに、なぜ各論でこんなにすれ違うのだろう。

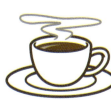

理由は簡単、動物好きにとってはそもそも動物を嫌うことなど理解できないし、その生活圏には動物をわが子のように愛し育てる人々が溢れている。一方で管理センターの職員さんが日々接するのは、動物嫌いが発信する過激なクレームや動物を物同然に捨て去る人種であり、なまじ思い止まらせようと説得すればすぐさま「何を公僕が」とか「納税者のために働け」などという理不尽な罵声が返ってくるのだという。そんな不毛な会話ばかりに明け暮れていれば誰だって「世の中の大半は動物嫌い」と思ってしまうだろう。このような両極端の集団が同じ景色を描こうと筆を執っても、まったく違う色使いの絵が仕上がるのもうなずける。行政が掲げる「啓発によって蛇口を閉め続ければいつか捨てられる動物がいなくなる」という果てしない計画はけだし正論だが、これ一筋では殺処分数の下降線はどこで横軸に交わるのやら想像もつかない。検診率の向上だけで乳癌死亡率がゼロにならないのと同様、「完全に蛇口が閉まるまでにこぼれ出てやまない捨てられる動物を救い上げる馬鹿でかいタライ作り」という「治療」の併用なくして、このプロジェクトを完結することは不可能である。

ベテランも手こずる積年の難問を前に初心者の私に妙案の浮かぶはずもない。

が、このまま諦めそうな自分を見逃すこともできなくて、極めて古典的ながら茶断ちに踏み切った。「最初の一匹を助けるまでは」。中毒と言ってもいいくらい大好きなコーヒーを目の前にぶら下げて突き進む動機を課してみる。茶断ちの甲斐の程はわからぬまま、ただ居ても立ってもいられぬ感情に突き動かされながら三か月の間にしたことは、瀕死の子ネコを一匹救い、その親兄妹を一旦保護して不妊・去勢手術の後再び放つTrap-Neuter-Return、いわゆるTNR活動である。野の自由を満喫している彼らにはとんだ災難に違いないが、殺される子孫を増やさせぬことで今ある命を守り抜きたい。この是非にも議論が尽きないのを承知でまずは一歩を踏み出した。「一匹でも助けたら」の目標は遂げたけれど、そのままコーヒーと一緒に志も飲み干してしまいそうで、私の茶断ちはまだ続いている。

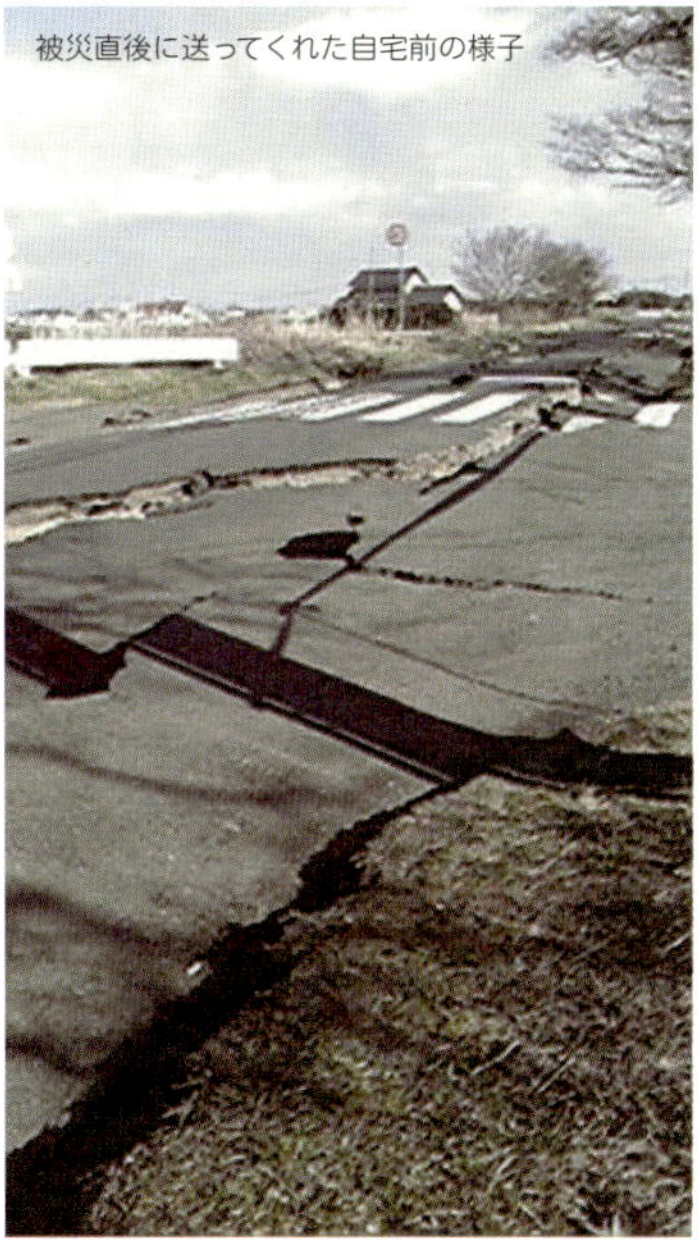
被災直後に送ってくれた自宅前の様子

被災地の友へ

2011年3月11日を境にこの国が大変なことになっている。地震や津波の大きさも被害の規模も被災者の数も、何もかもが平和な日常を覆し「未曽有」という単語を聞かない日はなくなった。ふるさと東京も例外ではなく、友人と連絡が取れないまま数日後にやっと「十数時間歩いて帰宅した」とか「車中で夜通し震えていた」と悲鳴にも似たメールで無事を知ることも多く、ともかくもの生存確認に心から安堵したものだ。

そんな有事の際にも病気は待ってくれなくて、復旧や復興対策の遅れが日々ニュースで伝えられるなか、被災地に住む女性が手術リストに上がった。彼女はさかのぼること4年前に地元の病院で乳がんの診断を受け、セカンドオピニオンのためにはるばる福岡までやってきて私が前任地で執刀した患者である。地元での照射が終わると術後検診は福岡に通い続けていたのだが、節目の定期検診で同じ側の胸の前回とは離れた場所にまたしこりが見つかって二度目の手術となった。今度は残った皮下乳腺を全摘し、大胸筋の下にインプラントを留置する同時再建術を勧めた。通常の乳房切除は乳輪乳頭を含めて乳房上の皮膚を広く切除するが、この方法は乳がん手術と再建術を一遍に済ませてしまうという優れモノである。今度もお乳を失うことは免れると知って不幸中の幸いと手術の日を待っていた矢先の大震災だったのである。家族や家屋こそ失わなかったけれど、家の前の道路は大きく割れてライフラインが破たんしたために給水車を待つ日々のなかで、あいかわらず繰り返す大きな余震に耐えながらついに手術の日がやってきた。私たちは無事の再会を心から喜び、同行したご主人とともに治療方針の確認をして手術の準備に入った。予定通り順調に手術が終了し、麻酔から醒めるやいなや「今揺れた！　震度5弱？　今揺れたよね？」とうわ言のように言い続ける彼女が不憫で涙が出た。震災と乳がん、どちらも命がけの一大事は世にも恐ろしいものに違いない。桁外れの災難が重なってしまったけれど、せめて福岡の地でがんのストレスは一日荷を下ろし、しばし安眠とご馳走でリフレッシュしてから戻ってほしいと切に願った。

診断のためとはいえ太い針を刺し、治療のためとはいえ身体にメスを入れる。度重なる侵襲を加えたにもかかわらず患者たちは皆「ありがとう」と言ってくれる、外科医とはかくも不思議な業で、これは一つの「肉体関係」であると常々思っているので、自ら執刀した患者は私にとって他人ではなくなる。ましてや遠い福岡の地を乳がんと闘う場に選んですべてを託してくれた彼女とは戦友の絆で強く結ばれていた。

私の願い通り少し元気を取り戻して福岡を発つ日、待合室に置いている本誌の連載で私が前任地をやめたイワクを知った彼女は「先生大変だったんだねえ」と会うなり泣き出し、私は私で余震の錯覚に怯えていた手術室の彼女を思い出して泣いていた。

「大変だったのは貴方じゃない。おうちに帰ってもまた元気で生きててよ」

災難の渦中にあって互いのことで泣ける関係はそうそう手に入らない昨今、病気が縁をつむいだ友の息災を心から祈り、見送った。

被災地の友へ

貴方が抱える大きな心配事の半分しか私は取り除くことができないけれど、貴方の身体にもうがんはいないから！ 心にも免震機能を蓄えて、 あと半分の心配事はご家族のスクラムでもうしばらく頑張って。

臨牀看護2011／7月号

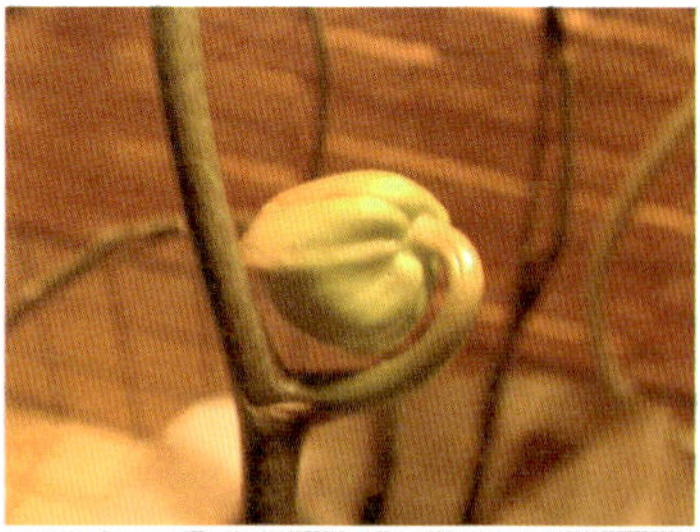

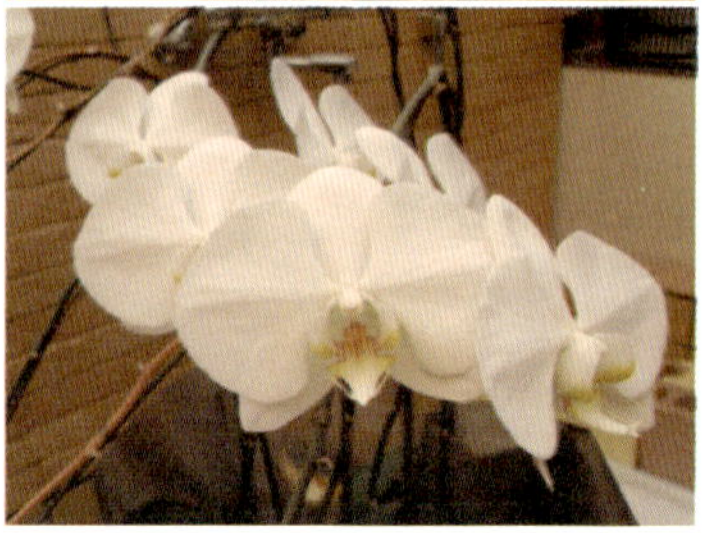

二度咲きの蘭

サスペンスドラマに出てくる盆栽をいじる老人、はいつも男性である。一方、女性はハーブや花々に囲まれて優雅なガーデニングのシーンが圧倒的に多い。私はどちらにもあまり興味はなく動物の追っかけに余念がないが、お花をいただく機会はとても多くて、昨年の転職の際にも本当にたくさんの方々から胡蝶蘭やらシンビジウムやらの鉢植えをいただいた。花は終わっても光沢のある大きな葉はしっかり命を主張している鉢たちをそうたやすく捨てることもできずに、枝葉だけが残った大小の鉢ばかりが庭先にゴロゴロと増えていくのだった。

蘭は植物のなかでも群を抜いて気高くデリケートでその栽培はとびきりの上級者向けと聞く。小学生のときにヒヤシンスの水栽培をしたことしかない、まったく素人の私にはお世話の第一歩である水やりすらお手上げ状態で、まずは他力本願。実は前任地に出入りしていた企業の女性スタッフに胡蝶蘭を育てる名人がいて、外来で咲き終わった鉢をいつも連れ帰っては「この間お預かりしたのも、そりゃあきれいに咲いたんですよ」とわが子の事のように目を細めて話してくれるものだから、花の終わった鉢はすべて彼女に託すようになっていた。こんなご縁は逃してならじと、退職時ちゃっかり彼女の連絡先を聞いておいた私は、早速持て余した十数鉢の「養子縁組」を相談してみた。二つ返事で早速マイカーで引き取りに来てくれた彼女は、実に手際よく片っぱしから鉢を積めるだけ積んで「残念ながらもうこれ以上は載りません!」と名残り惜しそうに帰って行った。さあ大変、わが家に残った蘭たちをともかく一日でも長く枯らせないようにと、インターネットで見つけた「胡蝶蘭の育て方」を頼りに常に土に触れて湿気を確かめては2、3週に一度水をやり、それでも根腐れしないかとハラハラしながら、ヒヤシンス以来の観察日記が始まった。見事な満開を愛でられた記憶も新しい彼らにしてみれば、通りすがりに匂いを嗅いで行くうさんくさい犬と同居のサンルーム暮らしは随分な仕打ちと、さぞかし嘆いていたことだろう。

その後、数鉢はやがて力尽きて冬の間に枯れてしまったが、幸い生き残った鉢には新しい葉が育ち始めた。さらに春先になるとしなやかな枝先に花芽(と呼ぶそうな)を発見した私は、もの言わぬ植物から初めて語りかけられた気がして、かつて犬のお産に立ち会った時と同じくらいに大きく心が動いたものだった。その後つぼみの数は一つ二つと増え、ついに二度目の花盛りを迎えた。まるで号令によって整列したかのように同じ方向に同じ間隔で一斉に開花した一度目と違って、咲く時期も向きも、まあよくもこんなにと呆れるほどバラバラなのも却って親しみが湧いてくる。と同時に本当はこんな風に奔放に咲きたかったのかしらと、縁起物商品として人間の思惑どおりに生き様を変えられてしまった胡蝶蘭の無言の自己主張のようにも思えて「せめて君たちは精一杯にあるがままの姿を謳歌して」とエールを送りたくなった。

自分たちの需要に応じて人間は実に様々なものを壊し造ってきた。多種の交配を繰り返して生み出された新種の犬や猫、より甘くより美味しくと遺伝子操作の末に「進化」させられた農作物や家畜。その恩恵を享受せずには一日も生活が立ち行かないほど数多くの不自然に囲まれて私たちは生きているけれど、せめてその不自然さへの自覚と後ろめたさは失ってはなるまい、と弁解めいたことを考えつつ再び咲き誇る蘭に見入っていた。

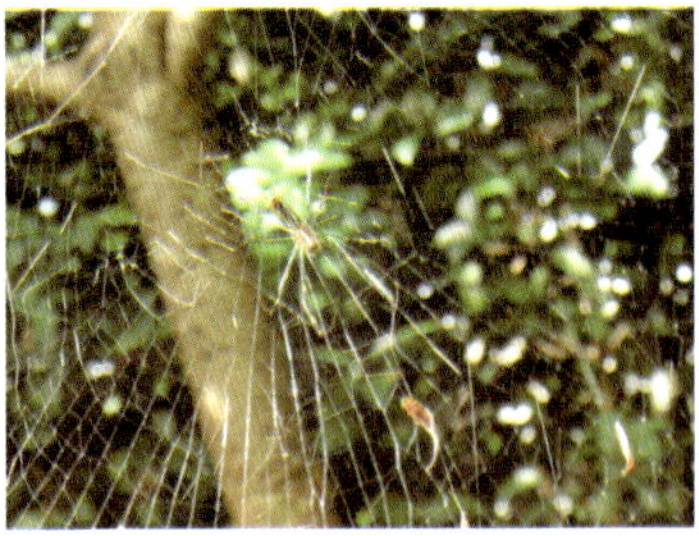

虫捕りの手ほどき

乳腺外科の外来は仲間内でよく「怒涛の」とか「エンドレス」などと表現されるほど体力勝負の業務である。乳癌は他の癌に比べて悪性度が低いので治療成績がよく、術後の観察期間が10年と消化器癌の倍も長いため、働けば働くほど外来の患者数が増えていくのだから無理もない。しかも診療の対象は乳癌に限らず、検診患者も同じ外来にやってくるため、多くの乳腺外科医は手術の合間に外来、朝から晩まで外来、施設によってはナースが帰った後も一人で外来、医師仲間の直接介助で手術、なんていうウソのような悲話も少なからず聞く。

幸い私はそういう憂き目にあったことはないが、どの職場にいた時も外来は指数関数的に増えていき、とくに前任地の「予約制」は名ばかりだったので、午前中に15名枠で予約を入れても確実に膨れ上がり、結果3時間しかない診療時間は一人当たりの持ち時間がどんどん減っていくのである。午後は午後で手術の開始時間が決まっているため、外来を延長できるのはせいぜい食事休憩の小一時間を犠牲にするくらいのものだった。日々同じように午後の手術を気にしながらの自転車操業で、こんな状態を「北村輪業」とか「北村サイクル」と茶化されつつ笑い飛ばしてはいたものの、いよいよ消耗の程度は最高潮に達して、患者と軽口の一つも叩けない逼迫した自分に危機感も持ち始めていた。

乳腺外科はヘアサロンと似ている。多くの客を擁するスタイリストがヘッドハンティングや独立で移籍すると客もそちらの店に流れるのと同じように、乳腺外科医と担当患者にもこの関係はそっくりあてはまるのである。退職のカミングアウトと同時にかなりの数の術後患者と検診受診者たちが一挙に大移動となり、これに伴ってスタッフは厖大な診療情報提供書の作成に明け暮れる憂き目に遭っていたが、当の本人は付いてきてくれる患者の多さに積年のオーバーワークが報われてしばし幸せ気分に浸ることができた。が、中には大学病院時代から15年来の「お得意様」もいて、「先生、こっちもいい加減年取ってきたんだから、ここらへんで引っ越しは最後にして頂戴よ」と冗談めかして言うけれど、確かに地元でかかりつけて行くつもりの医者が遠くの病院に動いてしまうのは寄る年波につれて困るだろうなあと、いささか申し訳なくもある。

主治医とたくさん話したいというのは受診者の共通の願いらしいが、乳癌検診で異常がなければ所要時間はせいぜい2分程度で、皮肉なことに私と向き合う時間が長いのはあまり喜ばしいことではないのだ。しかしながら、今のクリニックは完全予約制なので異常がなくても少しくらいおしゃべりをする余裕がある。診察後にあるご婦人が「先生、御本を拝見したんですが小さい時から虫なんかも助けてらしたんですね」と、自著に出てくる幼少時代の「露天風呂でおぼれている虫を救う」エピソードに絡めて切り出した。「私も逃がしてあげたいと思うのですけど、おうちに入ってきたクモとかはどうすれば捕まえられますか?」と通常の外来ではあり得ない質問が飛んできたが、まだ予約時間内。余裕綽々で「透明なボールとクリアファイルを用意して、虫の体を挟まないようにボールを伏せて生捕ったらクリアファイルを底に差し込んでそのまま外に連れていってください」などと身振り手振りで伝授する。ご婦人は「先生とこんなおしゃべりができるなんて、こちらに移られて本当によかったです!」全く関係ないところで想定外に株が上がったが、そんな些細な事々から人間の関係はよくも悪くも転がっていく、げに摩訶不思議なりコミュニケーション、である。

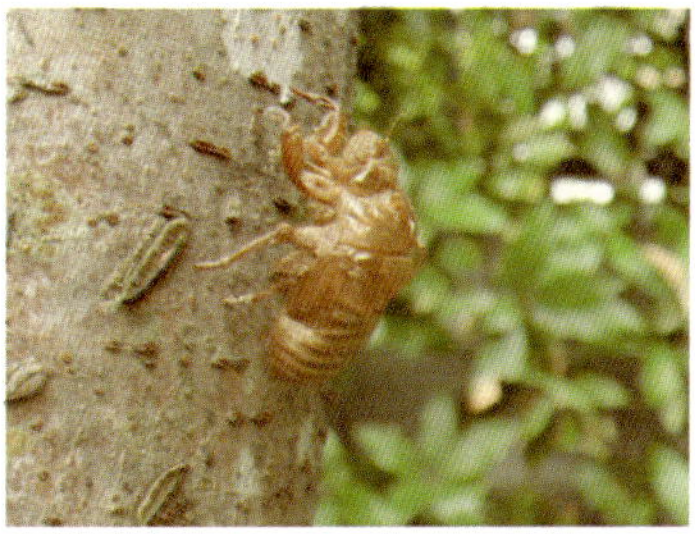

夏の終わりに想うこと

蝉しぐれのする方を見上げて「今日も暑いなあ」と顔をしかめられるのも残すところわずかとなった。今年は7月16日、去年は7月13日、一昨年は7月11日…。初めて蝉の声を聴いた日は毎年手帳に記している。暑すぎる気温もこの国特有の湿度もジリジリと肌を焼く日射しも、どれを取っても夏が大好きなわけではないのだが、庭の木々からあの暑苦しい大音声が鳴り出すとなぜか心が華やぐのだった。

夏の間、蝉は空が薄明るくなると同時に全力でジャンジャンジャンと発声を始めるので、私はアラームが鳴るまでもうひと眠りする楽しみをしばしば諦めて起き上がらなければならないのだが、だからと言って蝉が嫌いになることはない。7日間を思いっ切り楽しんでと彼らの誕生を心から祝福しながら、殻を脱いだら窮屈だった手足を存分に伸ばして地上の自由空間を飛び回り、後に続く分身を産めよふやせと夏中激励の声をかけているのだ。そうしている間にも8月はいつも駆け足で過ぎていく。立秋をはさんで二回の原爆の日が過ぎるとすぐにお盆の迎え火になり、送る日は奇しくも終戦記念日。子供の頃は夏休みの折り返し地点でそろそろ宿題のやり残しが気になる時期、テレビから流れる式典に倣って祖母と黙とうを捧げたものだった。気がつけばもうずいぶんと夜明けが遅くなっていて、まだ暗いからと安心していると実は起床時間が数分後に迫っていたりするのもこの頃である。

よく「蝉は地中に7年もいるのに地上に生まれたらたった7日の寿命なんてかわいそう」というけれど、果たしてそうなのだろうか。自然は巡りめぐって続くようにじょうずに仕組まれていて、大切なことには何かしら快感が伴うようにできている。そう言えば確かに摂食、排泄、生殖と命に必須の作業はすべて気持ち良く楽しい。出産と育児は女性に課せられた別格の大仕事だけれど、乳くさい赤ん坊は日ごと大きく賢くなるさまを以て親の苦労を帳消しにして余りある喜びをもたらし、産みの苦しみもなんのその、金くい虫もなんのその、すぐまたもう一人欲しくなるというではないか。7年も生命力を蓄えて頑強の体格を培ったのち、たった7日間に継代作業を集約するセミたちにとって、その前に与えられた長期にわたる地籠りの日々はきっととても大切でとても楽しいのではないかしら。

私たち人間と違って無茶も不摂生も自殺もしない生き物たちは不幸な事故に遭わない限りみな精一杯に天寿を全うする鑑である。一週間の生殖活動を終えてポトリと落ちて動かないセミは一見どこも傷んでいないのに、まるで命のゼンマイが切れたみたいだ。もう鳴くこともない静かなセミのなきがらは哀しいがどれも堂々としている。思えばすこぶる快適だった長い地中暮らしのうちに体がムズムズして来て機が熟したことを知ると、ついに慣れ親しんだ土の小部屋に別れを告げて地上に這い出し、しょっぱなからフィナーレまで渾身のシャウトを続けるのだ。お気に入りの木にがっちりしがみついてひとしきり鳴くと武骨に羽ばたいて向こうの木に場所を移し、また鳴きながら次代への種を振り絞る。セミの気持ちを知る由もないが、こうして迎える彼らの最期は会心の大往生と信じたい。その間にも季節のバトンは確実に次の走者に渡りつつあり、窓の下のそここに若いコオロギがいい声でさえずる。

セミよ、君たちのジュニアを来年も心待ちにしているよ。

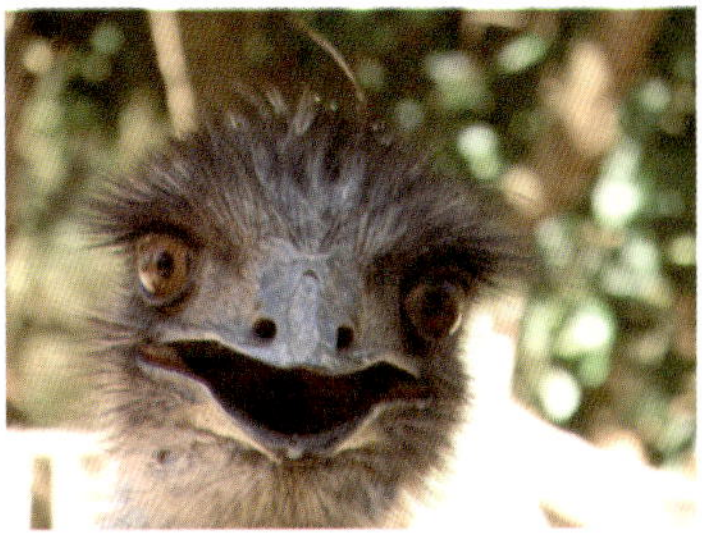

ダチョウの背中

子供の頃、乗りたいものを聞かれたら迷わず「ゾウとラクダとダチョウ」と答えた。それは大人になっても変わることがなかったが、一人っ子の私は動物どころか自転車にも乗せてもらえぬほど親から信用がなく、確たる乗車の記憶がない乳母車以来、一人で乗れるのはせいぜいブランコくらいのものだった。

やがて医者になった私は諸外国に出かけることが増え、日本の動物園で遠くにしか見えなかった動物と至近距離でふれあう機会に恵まれるようになった。最初に乗ったのはゾウ。学会発表でバンコクを訪れ、帰国を翌日に控えた自由時間のことである。現地の人が観光客相手に連れていた若いゾウが積年の夢をかなえてくれた。背中には台座が取り付けられていたが、落っこちそうになるほど前のめりになって頭や首を撫ぜまわすと、チクチクと剛毛の生えたゾウの皮膚はその台座と同じくらいに硬かった。次は北京で、万里の長城にいたラクダに乗せてもらった。ラクダはコブの部分をくりぬいた毛布みたいな布きれを掛けられていて強い体臭を放っていたが、スーツの移り香もお構いなしでスキンシップを図った。残るは何かのCMで見たようにダチョウに乗るミッションだが、これはなかなかチャンスが到来せぬままであった。

そして二年ほど前にシドニーで国際リンパ学会が開かれたときのこと、空き時間を使って自然動物園ツアーに参加した際にエミューが放し飼いになっていて触れ合うことができた。エミューとはダチョウ目ヒクイドリ科に属する大きな鳥で普段はおとなしいので檻に入れられていない場合もしばしばとか。ご存知オーストラリアの国鳥ではあるが、カンガルー同様食べられたり毛皮にされたりの憂き目にも遭っている。園内ではエミューもカンガルーもフクロウに似たコワモテの鳥も皆な一緒の広場に暮らしていた。彼らには避難場所が与えられていて、人間に構われるのが嫌な時は自由に柵で囲まれたスペースに逃げ込めるようになっている。日本で動物園と言われる場所では私たちが眺め、さあ次の動物にと移動するのだが、ここでは動物が人間に飽きて離れて行ける選択肢が設けられている。なかなかの粋なはからいに心打たれつつ、さっそくコーンを器にした「動物たちの食糧」を買い求めて寄ってきた動物に献上しては悦に入っていると、それはそれは力強い視線を感じた。見れば少し離れたところから大きなエミューが眼光鋭く私の手元をじっと見ているのだった。と次の瞬間、その巨大な鳥はまるで走り幅跳びのようなストライドで手にしたコーン目がけて大股に歩きだした。身の危険を感じつつまたとないシャッターチャンスを捨てきれず、空いている方の手で取った写真がこの迫真の一枚である。私たちの距離はまたたく間に縮まり、3D大画面でエミューの顔が迫ったと思いきや、ヤツはコーンをくちばしの一撃で砕破すると、私には目もくれずに地面に散らばったナッツをせっせとついばみ、踵をかえして仲間のいる場所に戻っていった。この大きな鳥はけしておとなしく背中に乗せてなどくれないだろうなあと大昔の夢に思いをはせつつ、砕けたコーンの底に少しだけ残ったナッツを半ばうたた寝のカンガルーに振る舞った。

奇しくもその翌年から動物福祉に首を突っ込んだので、今となっては野生の動物に乗っけてもらうなど虐待も甚だしいと、一連の記憶を思い起こすだけで恥ずかしくなる。「便利な不自然」を好む人間を除き、動物はみな自然のまま自由でいたいのだ。エミューの背中に乗って感謝されるのはその羽に棲むコムシを食べてくれる小さな鳥くらいなのかもしれない。

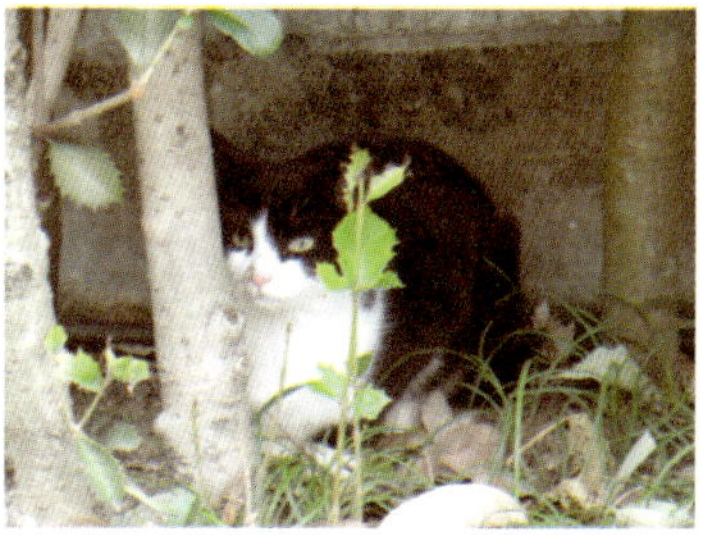

もう一度会いたくて（前）

一年ほど前から庭に出没する7匹の猫一家の話である。父は白地に黒模様の細い目をしたごく普通のオッサン、母は黒白ハチ割れの博多小町という対照的なカップルに生後1カ月ほどのチビ5匹からなるこのファミリーは、離乳が始まったばかりなのか当初は人目につかぬよう夜だけ子連れで用心深くやって来た。それがチビたちの成長に伴って朝食にも全員で来るようになり、やがてガレージの一角に住みついて近づいても逃げなくなると、こちらも姿を見ない日は落ち着かない、何とも中途半端な他生の縁となった。

帰宅するとガレージに7匹が遠巻きに待機しており、フードを盛った器を置いて数歩離れると、まずチビたちが一斉に駆け寄って食べ始め、両親は後ろで見張り番に徹している。この光景は彼らが親の7掛け程度の大きさになる頃まで続き、子煩悩な夫婦はついに一匹のかすがいも失うことなく育て上げた。にもかかわらず、ある日突然母親が子どもたちをつき放すようになり、甘えようと近づけば途端にシャーッ、フーッと威嚇音を連発しては本気のネコパンチを見舞って追っ払うのである。夫に至ってはさらに強い拒絶感をみなぎらせ、「失せな！」と言わんばかり姿が見えなくなるまで追いかけ回す始末。みな母の豹変ぶりに戸惑うばかりだったが、家庭内暴力の果てについにはガレージに帰らなくなってしまった。一家崩壊の頃から、私は粛々と週1匹ペースで彼らのTNR※を進めたが、その後も彼らはガレージの住処を捨てず、私の保護観察下で暮らしていた。

そんなある日、久々に姿を見せた母は妊娠していた。失踪前の突然の不機嫌は次の繁殖に向けた彼女なりの別れの儀式だったのかもしれない。しかし残念ながら新たな恋で宿した仔たちが育つことはなかったようで、おなかが小さくなっても新しい家族の顔見せもないまま過ぎる彼女の肥立ちを計算して、5月の連休明けにこの母にも不妊手術を施した。術後も一度捨てた家族の元に戻ることはなく、たまにふらりと古巣に現れては相も変わらず皆を蹴散らし、食事を横取りしてすぐまたどこかに去っていくのだった。一方、美人妻にフラれた父を筆頭に6匹の共同生活はそれなりに楽しそうで、もう十分大きななりになってもなお、息子たちは面倒見の良い父を傍目で見ていても呆れるほど慕っており、晩秋の陽だまりを惜しむように長い影ぼうしを引いて遊び続けた。

やがていつもどおりに冬はやってきて、いつも通りに外猫たちは風邪をひく。仲の良いのがたたって全員くまなくうつし合い、あちらこちらで鼻水・咳・くしゃみと散々だったが、こちらも外猫に関わって二度目の冬だ。抗生剤や風邪薬を食事に混ぜて早期介入を果たし皆快方に向かった。が、どこにでも必ず弱虫はいる。1匹だけ鼻づまりが治らず食事も水も一切口にしなくなって3日目が東京出張の日だった。この機を逃せば今生の別れというシナリオは前の年に失った子で嫌というほど学習済みだ。諦めながらも探しに出た裏庭で一人うずくまるヤツを見つけ、「明日の夜こいつともう一度会いたい！」と心の底から思った。犬しか知らない私が大してなついてもいない外猫に初めて触れるにはそれなりの勇気がいるのだけれど、タイムリミットは迎えのタクシーが来るまでの30分。怖気と闘いながら一期一会を念じつつ袋小路に追い込み、汗だくの大捕り物を演じた挙句キャリーバッグに引きずり込むことができた。軍手越しにむんずとつかんだ坊やの背中は温かく、溢れる気持ちとは裏腹にいささか乱暴なファーストハグとなった。

※ TNR：Trap（捕獲）、Neuter（不妊手術）、Return（元の場所にリリース）という野良猫問題を解決するために推奨されている活動で海外でも共通して使用される名称

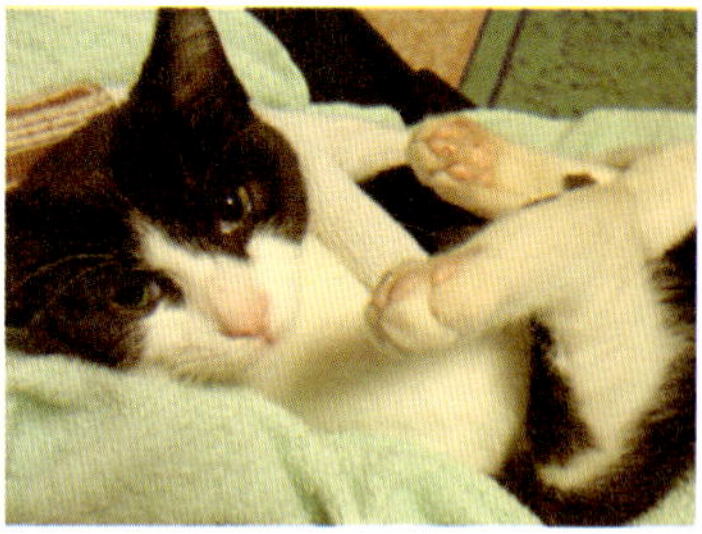

もう一度会いたくて（後）

日本における猫の擬声語は一般的に「ニャー」であり、半世紀以上も生活の索引に猫が存在しなかった私にとって、ネコは常にニャーとしか鳴かない生き物であった。が、四季をふた回りも敷地内に暮らすネコたちを観察していると、仲間同士でも対人間にも実にさまざまな鳴き方を使い分け、しなやかなボディランゲージと併せて高いコミュニケーション能力を示すことがわかってきた。

まずは日々の挨拶。朝一番に顔を合わせたときや帰宅したときには非常に短く「ニャ」と鳴く。尾をピーンと立てたまま仲間となら顔をこすりつけ合い、私には足元に体をすり寄せる。ネコから挨拶されるようになっちゃったとニヤけていたのもつかの間、このスキンシップのおかげで夏の間ノミの猛攻に泣かされ、ついにはヒトのくせにわが家の犬にノミをうつすという不名誉な媒介動物を演じてしまった。月に一度は駆除剤を外猫たちの首にたらし続け、何とかノミの繁殖スパイラル（ヤツらはたった2日で卵からかえるらしい！）を終息することができたが、それからというもの駆除剤と長ぐつはネコとのつきあいに欠かせないアイテムとなった。

一方、ネガティブな感情を訴える場合には大声で「ニ・ヤ・アアア」と明瞭かつ長く引っ張って鳴くようだ。保護した子猫も例にもれず、キャリーバッグに収めてから動物病院に到着後も鳴きどおし。きっと悪口雑言の限りを並べているのだろうけれど相槌を打っている余裕はない。ごうごうたる咆哮に後ろ髪を引っ張られながら、バッグごと放り込んで空港へ急いだ。仕事が終わりホテルから病院に電話をかけるとかなり重症のウィルス性鼻気管炎にかかっていて、持続点滴を抗う力もなくひたすら眠っているという。頼りの嗅覚をやられた猫は摂食困難となり衰弱死する率も高いらしく、助かるかどうかは50％と言われて居ても立っても帰りたいばかりの一夜となった。

その後も救命率の数字は増やしてもらえぬまま仕事帰りに短い面会を重ねていたが、水は飲んだ、エサを舐めたと一喜一憂しているうちについに院長から「峠越え」宣言が出た。食べて寝て、子猫が回復するのに一生懸命な間、こちらはと言えば助かった命の重みにどんどん情のプレミアムがついて、頭の中ではすでに「うちの子」と呼んでしまうほどの熱のあげよう。齢この方人間の男には流されたことがないのに、病み上がりのオス猫にはめっぽうダラシナク竿さし流されて、退院を機にとうとう家の中に引っ張り込んでしまったのである。最大の発見は、ネコ砂を盛ったトイレに初回から一度もしくじらずに用を足すことだった。これまで幾多の犬たちに家じゅうのそこかしこに粗相をされてきた私にとって、こちらの思惑を伝えなくてもトイレをトイレとして用いてくれるこの新入りは天才に見えた。

同じ平地を主人の横について歩く犬としか暮らしたことのなかった私には、ヒトの歩けぬ空間を自由に跳躍闊歩するこの小動物はまさに未知との遭遇であった。が、「馬には乗ってみよ人には添うてみよ」のことわざ通り、この出会いがなければ、もしくはこの出会いを見過ごしていたならば、猫がこんなにも感情豊かで賢い動物だと知ることはなかったのだ。実はネズミやダンゴ虫も添うてみれば意外と…？こうやって通りすがりのちょっとピンチな小さな命たちに、性懲りなくちょっかいを出すのだろう。明日ももう一度会いたくて。

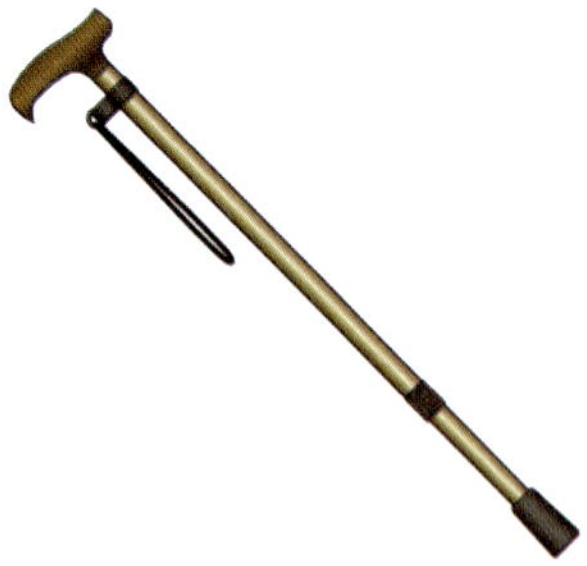

介護のある風景（前）

長年同居している83歳の叔母がまた転倒し、今度は右肩関節にひびが入った。私は左利きで右手もかなり使えるが、右利きの人曰く「右利きの左手は添え物」だと聞いていたとおり叔母の左手はかなり奥ゆかしいので、利き腕の自由度が損なわれることは生活上大変な痛手なのだった。しかも治療経過が良好とはお世辞にも言えず「高齢だから」という理由で軟固定もせず三角巾一枚で帰され、「本人が希望しなかったから」という理由で画像評価もしないままに過ごされていた結果、3週間後にやっと撮ってもらったレントゲンで「腕の重みで亜脱臼もおこしている」ことを告げられた。これで本人が「日にちが経っても前より痛い」と言っていた理由は判明したものの、今度はリハビリに行けと別の医院に送り込まれ、叔母のＱＯＬは長期にわたって著しく低下する羽目になった。

今さら疑わしい対応を責めても何の解決にもならないので、腹いせのように叔母に口やかましくリハビリを奨励した。叔母は亜脱臼のおまけが付いた日こそブツブツこぼしていたが、江戸っ子らしく腹をくくったのか次の日から文句も言わずにせっせと紹介された整形外科に通い始めた。と言っても、足が弱くなってからはどんなに近くてもタクシーを呼ぶ習慣がつき、これがさらに足を弱くするという悪循環に陥りつつあったところに、今回「腕が不自由」という免罪符を得て、いよいよ歩かぬことダルマのごとしである。

もともと叔母の介護認定は最も軽い「要支援1」なので、介護保険対象外のサービス提供機関を利用することがほとんどである。区役所推薦のサポートセンターから来たスタッフのN氏はとても誠実で的確に世話を焼いてくれるので、叔母は全幅の信頼を寄せてどこに行くにもN氏と一緒。タクシーに乗る頻度はとんと減り、代わりに彼の運転する車で病院はもちろん買い物に食事にと本当によく外出した。

やがて受傷から1カ月半ほど経つと痛みも和らいで肘から下は多少動かせるようになり、家では三角巾を外していることも増えてきた。私も内心「打ち所が悪ければ寝たきりになったかもしれないのだから、利き手が不自由ぐらいは不幸中の幸いかも」と思う余裕が出てきた頃、叔母の身体に異変が生じた。最初はN氏の「今日は足の調子が悪くて歩きにくそうでした」という報告に始まり、次はN氏が帰った後にベッドからずり落ちて一人では立てないというSOS。その後もつかまり立ちで何とか歩いてはいるものの、立ち居ふるまいが何とも心もとなく、まもなく必須となった歩行介助は昨日より今朝のほうが確実に上級者向けになっている。そういえば会話も、耳の遠さを差し引いても普段のシャープさを欠くようで、叔母の心身が発するレスポンスのすべてが私の知っている彼女のそれとは異なるものにすり替わっていくようだ。のどに小骨がひっかかったような不快な違和感はひたひたと急速に膨らんでいった。

達筆で読書家で物知りだった叔母。俊足だった叔母。還暦も喜寿も軽くクリアして身内ながら若々しく回転の速い叔母はいつも私の憧れだった。シニアとは名ばかりの彼女のおかげで介護には全く無縁の同居生活だったが、そろそろ次のステージに進む覚悟をすべき時が来たのか。目の前に突然現れたのぞき穴から「介護のある風景」を垣間見て、早くもおじけづく私の両腕に、叔母の頼りない重心がどっかともたれかかっていた。

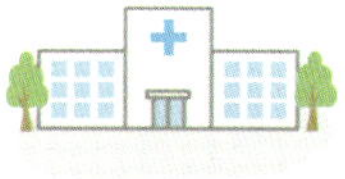

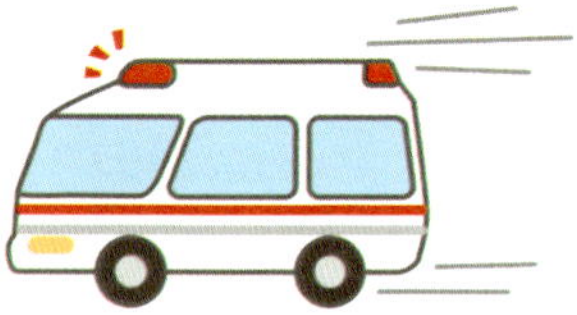

介護のある風景（後）

高齢者はささいなきっかけで心と体のあんばいが毀れてしまうことがある。身体がままならず自信を失って心も傾いてしまう人、心がふさがって身体まで縮こまってしまう人。思えば叔母は今日まで怪我も病気も人並み以上に経験してきたけれど、けして心まで傷を負うことなく健全に年を重ねてきたのだった。しかしここに来て輝かしい健康年齢に突如翳りがさしたごとく叔母の顔からは表情が消え、それでもあがらない足を引きずって、その朝も予定通りかかりつけの眼科へと連れられて行った。

珍しく玄関まで見送った後ろ姿がいつまでも鮮明に残り、「何度聞いても頭痛も吐き気もタンコブもなかったし」と異常を打ち消すそばから湧き上がる得体の知れない不安と、それが的中しているという確信が入道雲のようにモクモクと膨らんでいった。間もなく「モクモク」が心じゅうを占めてもう何も考えられなくなった私は、職場に着くやN氏に電話して「どうも叔母の脳に何か起こってますから、帰りにどこかで頭のCTを撮ってもらってください！」と努めて冷静にお願いした。ほどなくN氏から「右の慢性硬膜下出血ですぐに手術が必要だそうです」と連絡が入り、診断をつけてくれたクリニックの院長と直接話をするとあの「モクモク」はたちどころに消えた。N氏もうちのスタッフもこれは一大事とたいそう心配してくれたが、私の中では疑惑の原因が判明し、しかもそれは最悪の事態からはかなり上方修正されたものだったので、わが家にとってはここ数日来で最良の日と言ってもいいくらいだった。自宅から最も近い病院は前任地だが、診断してくれた院長のお勧めは別の施設だった。救急車で搬送され、午後8時頃から始まった手術は局所麻酔で硬膜下に溜まったコップ1杯ほどの血腫を洗って取り除き、ドレーンを留置するもので予定通り一時間ほどで終了した。リカバリーに帰室した叔母に万感込めて「お帰り」と声をかけると「どこからよ?」とニンマリ笑った彼女は元通り私のよく知る「あの人」だった。眼底にこびりついていた朝の不吉な後ろ姿から一転、この笑顔へと残像を上書き保存した私はこれまでの不眠を取り戻すかのように熟睡した。

「二人三脚の相棒を急に担いで歩かねばならなくなった時、いかに心を構えいかに腹をくくるか?」この一件は実に多くのことを私に教えてくれた。頭の手術で置き去りになっていた肩のリハビリは、とうにゴールデンタイムが過ぎ去って一筋縄ではいかなかったが、介護にどっぷり割かねばならなかったはずの時間と体力を、リハビリというきわめて前向きな目的に費やすことぐらいまったく苦にならなかった。幸い叔母と私は負けず嫌いで、「プライド」はくすぐればよく笑い、褒めればぐんぐん背伸びする球根みたいな育てやすさだ。身内だからこそのスパルタも奏功して、私たちの「特訓」はけだし順調に進んだ。

あの日垣間見たのぞき穴の向こうに広がる風景はしかし、一旦鳴りを潜めただけで今も壁一枚のすぐそこにある。小さな穴はふさがるどころか日に日に拡大していずれは大きな扉となって立ちはだかり、再びあの風景へと私たちをいざなうだろうけれど、老いの入り口がそのまま若さの出口にならぬようにと、じっと座って祈る代わりに今宵も大声で号令をかける。

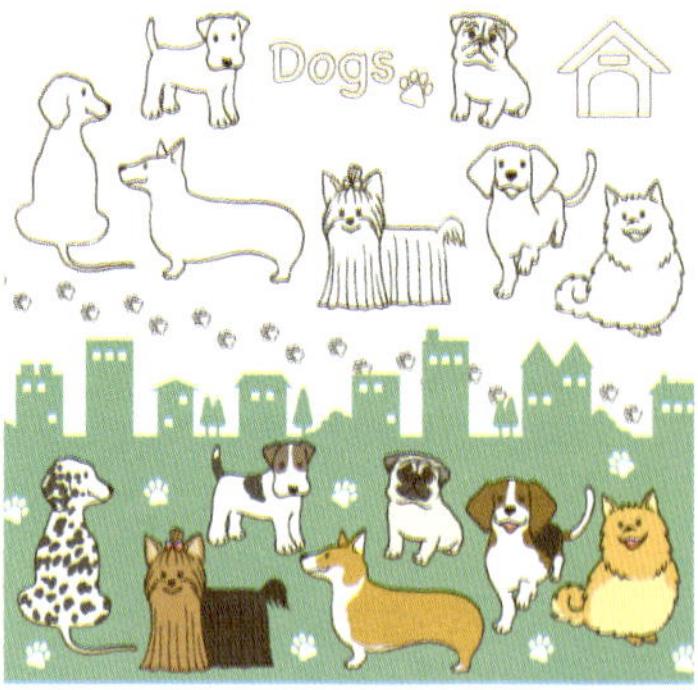

けもの道楽（前）

その昔は「飲む、打つ、買うは男の甲斐性」などという誤った武勇伝がまかり通っていたそうだが、平成の男子は限りなく優しく控えめになり、今や育児やゴミ捨ては当たり前、手作り弁当持参で出勤するなでしこ男子もいると聞く。その一方で女子の抬頭《たいとう》ぶりには目を瞠るものがある。あらゆるフィールドへの社会進出に伴って自ら稼ぎ手となった私たちは、古き時代の「道楽 for men」にも侵略を重ね、長い遅れを取り戻すかのように「女の甲斐性」としてさまざまな遊びに参画し始めた。その結果、アルコールを出す店は居酒屋からバーに至るまでそのターゲットを女性に移したし、「打つ」方面では競馬や競輪場にもめかしこんで出かけて行くだけでは飽き足らず、おうちでも鉛筆片手に優雅にロトを楽しむ。マーケットはすべからく女子が心地よく散財できますようにとお財布のひもを解く工夫に余念がない。買う、はどうなの？と思いきや、きれいな男子のいるゴージャスな店でドンペリ何本も空けて豪遊する、なんていうのもそう言えば少し前に話題になった「ミリオネーゼ」にとってはさして珍しくない話になっていた。

さて私はというと、世間一般の道楽にはまったく縁がない。酒は弱いし、バクチの類はじゃんけんさえも強くないので一切やらず、年賀はがきに勝手についてくる懸賞で干支の切手が当たるくらいがせいぜいである。ましてやいい匂いのするナルシスティックな男子のいる店に行って定価の何十倍もするシャンパンをスポーツドリンクのように消費するなんて狼藉は、価値観のふるいから真っ先にスルーしてしまうのだ。にもかかわらずなぜこんなに蓄えがないかと省みれば、安月給の病院に勤めた期間が長かったせいはともかく、やはり動物との生活に出費をいとわなかったせい、に他ならない。

30代後半で中古の小さな一軒家を買った。世の中にはペットOKの素敵なマンションもたくさんあるが、汚したり傷めたりが気兼ねだし、昼夜かまわずドタバタワンワンでは上下左右にさぞや迷惑もかかろう。存分の「動物三昧」のためにすみかは狭いながらも地面からてっぺんまで「自分のもん」を求めるべし、とはハナタレのころからの覚悟である。留学後に赴任した医療センター時代から大学病院を経て前任地に移るまでの約10年をその家で過ごし、この間に世代交代をしながら計5匹の犬と苦楽を共にした。その後、前任地が忙しすぎて都市高速を使っても往復1時間かかる自動車通勤がたいそう負担に（関東の方々には叱られそうですが）なってきた頃、今の家と出会った。階下に大きな倉庫と多目的室付きという点がセカンドライフワークとなるはずの動物福祉用に持ってこいで、身の丈の経済力には明らかに不相応と知りつつもエイッと購入した。

あれからもう8年が経とうとしている。私がへその緒を結んで13年連れ添った相棒のミニチュアダックスを春に見送り、庭に住みついた病気の猫を冬に見送り、秋が来るたびに数知れぬ蝉を見送り…。ここでおびただしい数の命と遭遇し、他生の縁の往来を目の当たりにしている。もちろんどんな命との別れも惜しく寂しいけれど種ごとの寿命の違いはいかんともしがたく、敷地内にうごめくすべての命にただ「授かった分を健やかに生き抜いて」と話しかけながら庭に水を打つ、きわめて独りよがりな楽しみである。せめて全うしてから上の国で「あのおうちに棲んで幸せだったよね」なんてそれぞれの言葉で鳴きあってくれたならどんなに果報者だろう。とりとめもない妄想の中、私のけもの道楽はますます膏肓《こうこう》にはまっていく。

臨牀看護2012／6月号

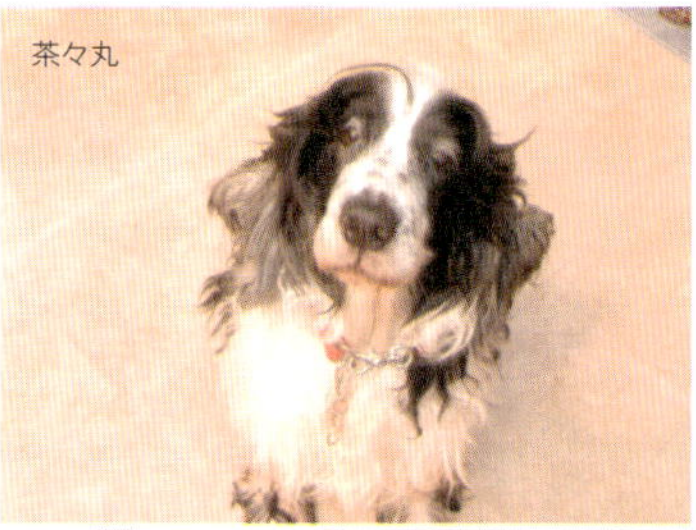
茶々丸

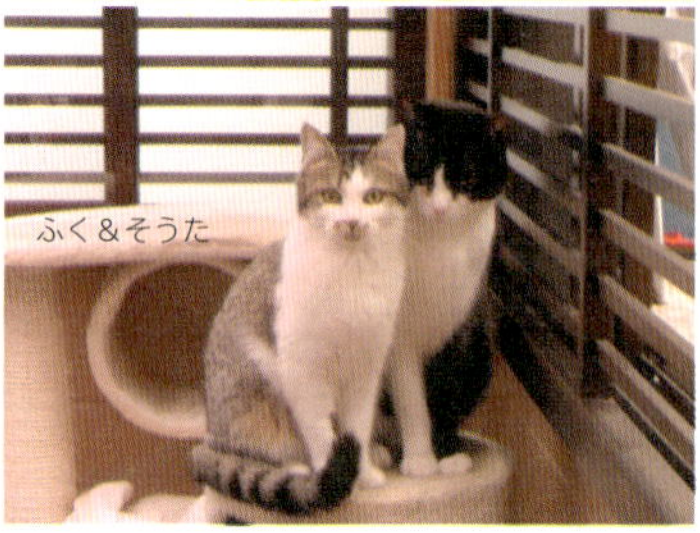
ふく＆そうた

けもの道楽（後）

前号で紹介した拙宅には当初リビングに面した中庭があったが、一部を屋内仕様にしつらえて10歳のイングリッシュコッカースパニエル（♀：茶々丸）の部屋兼温室にした。さらに昨年末には保護した外猫が2匹に増えたので隣り合わせに小さなネコ部屋を建て増した。二室を仕切る壁の窓には猫の脱走対策に格子を取り付けたが、互いの体臭くらいは覚えて欲しくて常に開放している。当初は隣人の気配や息遣いにいちいち反応して鳴いたり唸ったりしていたが、やがて音もし、姿も見えるが危害を加えないことを承知すると、双方が黙認と無視の絶妙なバランスでつつがなく安寧な日々を送っていた。

ある朝、給餌の際にネコ部屋を開けた途端、「そうた」と名付けた元♂猫が扉のすきまをすり抜けてそのまま、これも少し開いていたイヌ部屋の扉から迷入したから、さあ大変。茶々丸は突然の来客に大歓迎の咆哮をやめず、そうたは自分の3倍くらいある牛柄の輩から異種語でまくしたてられパニック状態。格子を抜けて帰りたいけれど、そんな時のための格子であるからその間隙は猫の頭蓋径よりはるかに狭く、近くて遠いマイホーム恋しさにひたすら大音声を発するばかりだ。一刻も早く身柄を確保しなければと牙も爪も届かないはずの首根っこと背中を両手でムンズと掴み、格子に絡みつくしなやかな四肢を引き離した途端、すごい角度で振り向いてガブリとやられた。思わず手を放すと内村選手ばりの見事な着地を披露して自室に駆け戻り、朝の脱走劇はあっけなく終息した。想定外（どこかの政治家と同じく想定自体が甘かったのだが）の反撃に思考は急停止して「首の後ろも届くんだ…」などとくだらないことに感心しながら小悪魔の走り抜けた温室の惨状に立ち尽くしていた。

隣室から事の始終を見守っていた元♀猫（ふく）は、文字通り豹変した兄貴分の暴挙に震えが止まらない。玉突き事故さながら複数の被害者を出してしまったが、一番悪いのはもちろん脱走のきっかけを作った私である。非常事態の猫は200％野生なのだから、その取扱いには細心の注意を払うべきだったし、そもそもごはん時は他のことには目もくれないからと、油断して扉の閉まりが半端だった。結構出血しているので取り急ぎ創部の洗浄と圧迫を施してから再び「現場」を訪れ、倒れた鉢や飛び散った泥を片付けにかかった。茶々丸は遊び損ねて少々期待外れな面持ちだったが、すぐに私に走り寄ると短い尾をせわしく振り続けた。そして「お前とは長いけど、噛まれたことはなかったねえ」傷心の私がため息まじりに話しかけると、返事の代わりのように所構わず舐めまわすのだった。一方、すっかりクールダウンした脱走猫はスキンシップを駆使して関係の修復を仕掛けてくる。こちらこそごめん、ごめん…。

私は「犬の十戒」を思い出していた。犬から飼い主に呈した苦言集で作者は不明、第7条に「私を叩く前に思い出して下さい。私にはあなたの手の骨を簡単に噛み砕くことができる牙があるけれど、私は自分の意思であなたを噛まないと決めているということを」とある。確かに犬は叱られれば尾を丸めて怖がったり反省したりしてくれるものだから、私たちは彼らがオオカミを祖先に持つ強く気高いけものであることを忘れて暮らしている。それどころか従順な相棒を虐待の対象に貶める人でなしも、哀しいかな少なくない。猫のDVを通じて改めて知己の寛大さを想い、「本来なら素手で太刀打ちできぬけものと暮らすにはそれ相当の敬意と覚悟を以て相互快適な関係を築くべし」と今一度肝に銘じながら、もう血の止まった親指をペロリとなめた。

臨牀看護2012/7月号

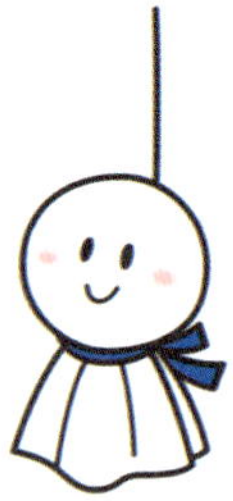

てるてる坊主

週に一度、職場近くの英会話学校に通っている。40分のクラスを2コマ受けると、出てこなかったイディオムやうまく伝えられなかったもどかしさが心の底にたまって結構ぐったりするのだが、仕事柄忘れた頃にやってくる「英語を使わなくてはならないシーン」に備えておくためにはマストの手習いである。13歳から一体どれくらい英語を習い、受験を乗り越え、その後もそこそこ使ってきたにもかかわらず、一向に流暢にも自在にもならないこの「B級もしくは中級」の壁はものすごく厚くて頑丈である。それもそのはず、学生時代はあんなにスムーズに入ってきたイディオムや単語は、今やレッスンが終わればつるりと脳の表面をすべって消えること淡雪のごとしだ。いいかげん新たな知識を仕込むのはあきらめた方がよさそうで、すでに知っている単語熟語で何とか乗り切るコツを会得したくて1年目が過ぎた。

私のクラスは曜日・時間指定のフリーレッスンで常に外人講師かつ定員4名以下という点に惹かれて決めた。先生はフィリピン女性で、生徒の私が言うのもなんだが本当にきれいなアメリカ英語を話す。けしてゆっくりの口調ではないのにすこぶる滑舌よく聴き取りやすいし、個人的にも同世代シングルの彼女とは妙に価値観が合い、他に生徒がいない時などは辛口トークで盛り上がったりする。あっという間の「皆勤賞」だったので、迷うことなく2年目も同じコースで更新した。

レッスンの冒頭では必ずそれぞれが1週間のトピックスを話すのだが、その頃日本はスカイツリーと金環日食に浮かれ沸いていた。5月21日に備えて観測用グラスが飛び交うように売れたらしいが、あいにく福岡の天気予報は曇り。グラスを買った生徒が「前日はてるてる坊主を作ってお祈りします」と言ったところ先生は「てるてるポーズ？ make？ pray？」とすべての単語をおうむ返しに言ってみても一向に話が見えない様子だ。「祈る対象を作るっていうところが理解できないのかも」と思いあたり、「じゃ、フィリピンでは晴れて欲しい時はどうするの？」と聞いてみると案の定「十字を切って神に祈る」のだそうな。

そうか…。生まれた時からキリスト教が生活や思考の大黒柱になっている人々は、ジャンルを問わずイエスに祈り願い懺悔するのだろうが、私たち日本人は確固たる信仰心も決まった信仰対象も持たない場合が圧倒的に多く、頼み事の大きさや種類によって神仏のみならず、お地蔵さまに金毘羅さま、森羅万象からてるてる坊主とそれはもう多種多様、適材適所に祈り分ける。実際に親友の家には仏壇と神棚が同居しているし、隣家では庭の隅に小さなコンコンさんと鳥居が祀ってあるといった具合。決定的な違いは、キリスト教徒が常に主イエスに「お祈り」を捧げているのに対し、私たちはいろいろなモノやら場所やらに宿るなにかに合格や安産をちゃっかり「お願い」しているだけ、という点である。

他愛もない世間話から日本人の他力本願のルーツを垣間見たようでなんとも気恥ずかしく、「異文化コミュニケーションにおいては宗教の話題は慎重に」という不文律にも妙に納得したレッスンであった。

今では遠足も運動会にも縁がなく、件のてるてる坊主を作らなくなって久しい。雨天中止のイベントは月に一度の募金活動と公園の清掃くらいだが、本音を言えば本業が大忙しだった週末に、それでも「あーした天気になーぁれ」と心からお願いするほど掃除が待ち遠しいわけでは、ない。

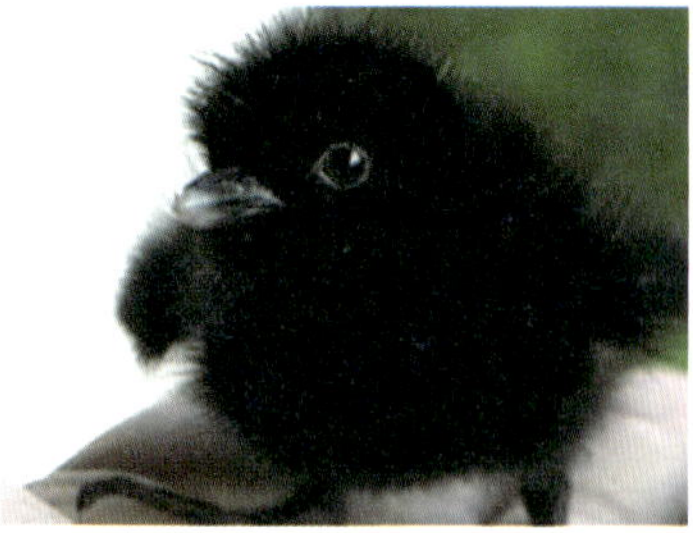

七つの子

暗くなると視力の落ちる状態を「鳥目」と例えるように、夜目が利かない鳥たちの門限は早く、その分朝も「アーリーバード」とはよく言ったもので、緑の多い自宅周辺は早朝から野鳥の声がかしましい。一方、ビルの立ち並ぶ天神界隈はさえずりが騒音に勝ることなど通常は皆無なのだが、蒸し暑い晩春のある日、クリニックに訪れた友人を見送りに出た私は路上でヒステリックにわめくカラスと、傍らにうずくまる子ガラスを発見した。

ヒナは巣立ちに失敗したようで、犬や猫ならチビの首根っこを優しくくわえてねぐらに連れ戻すところだろうが、くちばしではそれも叶わない。向かいの街路樹とわが子の元を往来しては見張っているのだろう、うっかり通行人が近寄ろうものなら漆黒の羽ばたきで威嚇し、けして触らせまいと懸命の防護を続けるのだった。ヒナは時おり首をかしげて母に応えているが翼を痛めたのか動こうとしない。1分ほど「A：保護する」と「B：カラスは無理」で葛藤した私だったが、やはりAを選んでしまい、軍手とシーツをクリニックから取ってくるなり、子ガラスに近づき頭を撫でてみた。鋭いくちばしで攻撃することもなく、童謡の通りに「丸い目をしたいい子」※注である。これまで何度か、落下してすでに亡くなっている鳥を連れ帰り葬ったことはあったが、こうして幸い一命を取り留めている個体に出逢うのは初めてだった。ヒナをそっとシーツにくるみ、木の上から射るようにこちらを見ている親ガラスに向かって「大事にするよ」と宣誓すると、行きかう人の視線から逃れるように抱き上げた。

外来が終わるのを待ってかかりつけの動物病院に連れて行くと、レントゲン（鳥もちゃんと2方向撮影するのだ！）も異常なく入院不要と太鼓判を押され、餌付けの仕方だけ習って帰った。しかし、ふやかしたドッグフードを見せると大きく口は開けるのにすぐにペッと吐きだしてしまい、結局スポイトで水を少量飲んでくれただけ。途方に暮れているところに先の動物病院から電話があり、「写真を見直していたら右の翼にヒビが入っているようで、テーピングしたほうがよさそうなので」とまさに天の声である。「餌付けに慣れるまで預かりましょうか」とのありがたい助け舟に2つ返事で飛び乗った。

全治1、2カ月とのことで、放鳥できるようになるまで空いている猫ケージで保護することにし、「七つの子」でも教えようかなどと利口な鳥の帰宅を心待ちにしていたのだが…。週末に退院を控えた午後、再び院長からの電話で思いがけぬ急死を告げられた。入院以来食欲も旺盛でどんどん元気になっていたが、その朝は急に食事を摂らなくなり、数時間後にはもう倒れていたという。体中にシラミの寄生がひどかったので退院に向けて駆除剤を使ったこと以外死因が思いつかないと何度も謝られたが、もちろん院長の厚意とはからいには心から感謝するばかりである。

もともと雑食性のたくましい野鳥だ。直接自然界に帰せたならシラミなどモノともせず今度こそ大空を飛び回っただろうに。人間から護ったつもりが人間の創りだした薬が命取りだったなんて何ともやるせない。母鳥との約束を全うすることができなかった罪滅ぼしにもならないが、荼毘に付して小さな陶器に収まった仔を連れて帰った。翌朝、数十羽のカラスが終日鳴きながら家の周りに群れ、中庭にろうそくが1本落ちていたのはどんな偶然だろう。

※注　野口雨情作詞の童謡「七つの子」の歌詞より引用

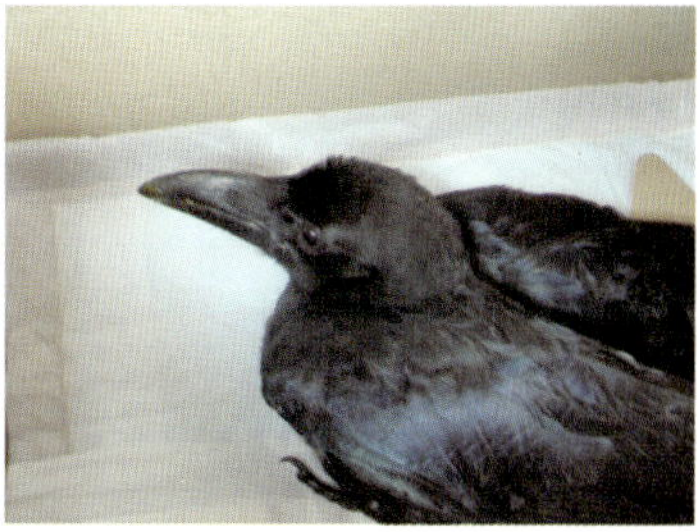

助けたカラスに連れられて

親友の家は徒歩15分。歩けないほどではないし、かと言ってタクシーを呼んでもおこられはしない、微妙な遠さである。ある日曜の遅い午後、急ぐ理由も見当たらず珍しくふらりと彼女の家に向かっていた道すがら、最近できた学習塾の前を通りかかると中学生だろうか、制服の男子生徒が数人、なにやらはしゃいで楽しそうだ。一人が傘の先で並んだ植木鉢の後ろをつつくと、子ガラスが飛び出した。明らかに右の翼と右肢に怪我を負っていて、傘の攻撃から必死で逃れようとしていた。現場から親友宅までほんの100mほどだが、私はまず傘の少年をじっと見据えながら電話を取出し、彼女に「負傷したカラスを保護するので、タオルと段ボール箱と厚手の手袋を用意してほしい」と依頼した。少年は「目撃者」の出現にさすがにカラスをそれ以上突くのをやめて、遠巻きの少年たちとともにじわっとその場から立ち去っていった。

彼らの背中を確かめると一目散で親友の家に急いだ。もろもろの小道具を持って現場に戻るまで3分とはかかっていないはずなのに、なんとカラスはその場を離れ、片肢で大通りを横断している最中だった。幸い、心優しいドライバーたちがそれぞれに車を止めて牛歩ならぬカラスの行進を見守ってくれたおかげで無事に向こう側に到着し、歩道脇の植え込みに身を潜めた。私は信号で車が途切れるたびに車道側に出ては、植え込みから歩道へとカラスを追い立てながらにらみ合うこと20分、ついに軍手を噛まれながらもヒナを抱きかかえることに成功した。

それにしても、ひとかどの大人になるためにそれなりの学校に入らなくちゃと塾に行くのだろうに、塾の扉を一歩出たら手負いの小動物を虐めて遊ぶのか。その貧しい発想と恐ろしい矛盾に本人たちも保護者も気づかないまま無駄な時間が流れた結果、日本は「いじめ」という名の暴力が日々横行する国になったのだろう。児童の7〜9%に動物虐待が見られ、その60〜70%がやがて重大な暴力事件を起こすという。※注そんなのはよほど特別なヤツだろうと思っていたが、実際に遭遇してみれば何のことはない、ごく普通の中学生だった。誰一人傘の少年を止めず、むしろ口々にけしかけていた彼らが学業的にはどんなに優秀なのか知る由もないが、狂気の「素質」を持ったまま何かの間違いで医業に手を染めることだけはしてくれるなと願う。

犬猫と違って相手が野鳥ではおよその週齢も、どの位食べたら正常なのかも何もわからない。それなのに行きがかり上とはいえ、また見境もなく傷だらけのカラスを拾ってしまった。右翼の根元に傷があり、その骨と右肢は明らかに折れているようだが、普段は日曜に開いているかかりつけの動物病院もその日に限って休みだ。

一旦親友宅に連れていき、ベランダで水と食パンを与えると思いがけず結構な勢いで食べた。派手な外傷のわりに旺盛な食欲と、あの往来を渡りきった強運は、ヒナの未来をたぐり寄せるための頼みの綱に足るような気がして…。昔々の浦島太郎は助けたカメに連れられて竜宮城に行ったのだっけ。でも助けたカラスは治療が済んで傷が癒えたら放鳥する、それだけだ。もし一命を取りとめても翼が開かなかったら…。渦巻く葛藤はしかし、ああ、もう保護したからにはすでに葛藤ではない。それに気づくと合点がストンと胃の腑に収まって、心の中でキュッと腹をくくる音がしたようだ。

※注　http://www.animalpolice.net 資料より引用

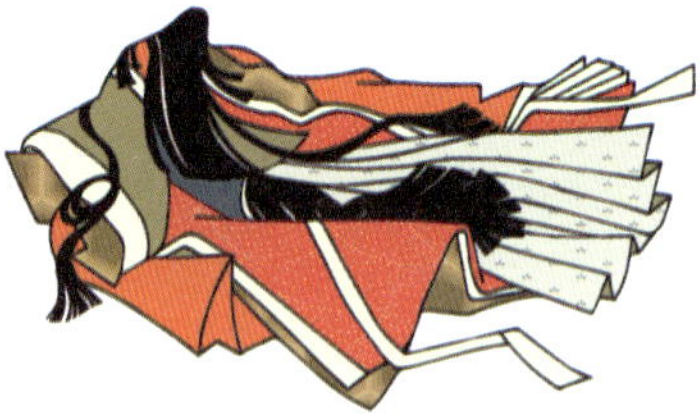

言の葉のゆくすえ

中学生の夏に三島由紀夫の『潮騒』を読んだ。その頃、貝殻を耳に当てると波の音がするなどと聞いていろいろな貝で試してみたけれど聞こえた試しはなかったが、「しおさい」という文字を見ただけで波打ち際に腰を下ろしているような気がして、文字選択の妙にも響きのここちよさにも痺れたものだ。ひとり娘にもかかわらずわが両親は子供の教育にあまり関心がなかったから、受験戦争に巻き込まれることもなく、夏休みは好きなことに好きなだけ時間を費やせた。費やすといっても今のように遊びの選択肢が潤沢ではなかったことも幸いし、当時は扇風機とかき氷で十分しのげた暑さの中でたくさんの本を読む時間に恵まれたのだった。

「潮騒って英語でなんて言うのだろう」当時はインターネットで検索という手軽な手段はないからわざわざ本屋に出向き、英訳本コーナーで探してみると「The Sound of the Waves」と題した書籍が見つかった。「波の音か…なんだ…」そのド直訳さにかなりがっかりしたと同時に、「日本語ってすごい！日本語ってきれい！」と子供心に誇らしく、溢れ出す優越感に人知れずほくそ笑んだのを思い出す。その後も日本語ならではのしゃれた言い回しと、是非はともかく「女々しい」とさえ表現したくなるように繊細、英語でいうところのFragileな作家を好み、長びいた思春期はずっと坂口安吾に惚れ、太宰治に酔った。とくに坂口安吾は高1の現代国語で『日本文化私観』を読んで以来、彼の作品を読みあさり、寝食も忘れるほどにのめり込んでいた。あの頃は日に2冊くらい平気で読破して、異なるアンテナでそれぞれの作品に同じくらい感動することもできたっけ。冬樹社から出ていた『坂口安吾全集』にはとても手が出なかったので、本棚を一面占拠している安吾の文庫本が宝物だった。

しかし今、日本語は自然と同じくらい変貌を遂げつつある。文化庁が調べた「正しくはないがよく使われる日本語表現」によれば、「〇〇みたい」を↓「〇〇みたく」、「ゆっくりする」を「まったりする」、「たくさん食べる」を「ガッツリ食べる」と言う人がそれぞれ2、3割にのぼり、「腹が立つ」気持ちを「むかつく」と表現する人に至っては5割を超えるのだそうな。そしてインターネットや電子メールが普及した結果、自らの日本語能力の低下を自覚する人は約8割、「話す力の低下」は約7割に増え、なんと「字を書くことが面倒臭い」という回答が4割という体たらくはかなり深刻である。かつて放課後、密やかに下駄箱に入れられた恋文は今や動く絵文字ひとつでいとも簡単に伝わる、ということか。

動物のレッドデータ同様に、言語も話す人がいなくなれば「絶滅」する。一般に言語は話す人が100万人程いれば、100年は安泰と考えられていて、ユネスコによれば世界には6000に上る言語があるが、22世紀始めにはその半数が消滅してしまうらしい。日本ではアイヌ語、八丈語、与那国語などが「消滅寸前の言語」に指定されている。日本の標準語がなくならないまでも、慣れ親しんだ言葉が少しずつ変貌を遂げていくのはなんとも切ない。歯に詰め物をした後、しばらくその噛み合わせに違和感を覚えるが、次第に慣れてやがて受け入れるのと同じように、今は納まりの悪い言い回しにもそのうち何も感じなくなってしまうのだろうか。いやいや、目の黒いうちは正しい日本語を話す100万人の一人でいたいものだ。

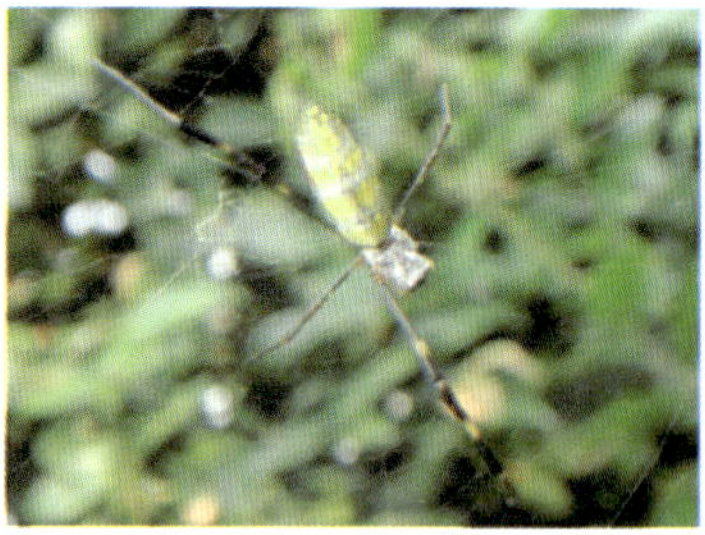

クモの糸

わが家には名も知らぬ蜘蛛が何種類も生息している。庭に草木が多く、そこに棲む虫たちがあまたいるものだから、それを捕食する蜘蛛が栄えるのは食物連鎖の常であるが、中でもジョロウグモ（足長で黄色い縞模様のきれいな蜘蛛である）は順調に子孫を増やし、次々に分家しては高低至るところに幾何学的な巣を構えて、もう何年もそこにいるかのように棲んでいる。ときに、見るからに種類の違う小さくて地味なクモが、まるで太鼓持ちのようにつかず離れず同居している世帯もあり、これは女主人のおこぼれを頂戴する、文字通りにイソウロウグモというらしい。巣にかかった獲物とこの小さなご機嫌取りをどうやって見分けているのか、げに命たちの営みは不可思議である。虫愛ずる乳腺外科医としては、刺されたり毒をもられたりすることがない限りは蜘蛛との共生もやぶさかではないのだが、あまりにも堂々と大きな巣を営むので、私自身が巣に引っかかって気味悪い思いをすることがままある。御殿の乱立にいささか閉口してくると、自分の背丈あたりに造網している面々は竹ぼうきに乗せて前の山にお引っ越し願うことにしている。

その週末も暗がりで立て続けに二つの網にかかってしまい、強制転居の候補を探していると、紅葉と松の枝にまたがってひどく不細工な巣をこさえているジョロウグモがいた。本来彼らの巣編みの技術は天下一品で、縦横に張り巡らされた金の網は、造網性クモ類中もっとも複雑なのだそうだ。中央には目の細かい主網があり、上方は前後にも不規則な網目があるので横からみると3Dの三重網で、まるで黄金色に輝く楽譜のようである。が、この巣だけは編み目も粗くスカスカで匠の技には程遠い。理由はすぐに判明した。彼女には脚が4本しかないのだ。不自由な体で懸命にこの一城を築いたと知ればとても退去命令は出せず、そこはむしろ指定保護区域となった。

その日から朝晩に通りすがりの楽しみがふえた。彼女は健常者に引けを取ることなく、マイホームにはいっぱしにイソウロウグモも住まわせている。すき間の目立つ網にも獲物はかかり、平均よりはかなり小さい巣網の真ん中にいつも堂々と陣取っていた。あまりにも体動がないと不安になり、縞々の背中を人差し指でちょいと触れてみる。すると、彼女はそそっと巣の脇に退いてせわしくしなやかな脚を動かすのだった。厳しい自然の中でひたむきに自活する彼女を陰ながら応援せずにはいられなかった。網に「食糧」らしきものもなく、枯れ紅葉がひっかかっているだけの日は、外猫フードのかけらを湿らせて掛けてやった。蜘蛛にとってフードの味わいがいかばかりかは知るすべもないが、「献上物」がなくなっていると「そうか、お口に合ったか」と語りかけては息災を願ったものだ。

短い秋だった。いつまでも去らない暑さの中で、ふとした拍子に土が冷えたのをみはからって一気に彼岸花が咲き、茎が折れ葉が伸びていくうちに前のめりに冬になってしまった。夜半からひときわ冷え込んだ朝、そろそろ差し入れをと紅葉に近づいてみると、巣のどこにも彼女はいなかった。翌日も、その翌日も。主が消えた不格好な網はどんどん荒れて、今更ながら彼女が大切にメンテナンスしていたことを思い知った。密やかな逢瀬のあっけないピリオドに立ち尽くす私の前で、吹きさらしにほどけた糸にからまった黄色い枯葉が、風もないのにくるくるといつまでも回っていた。

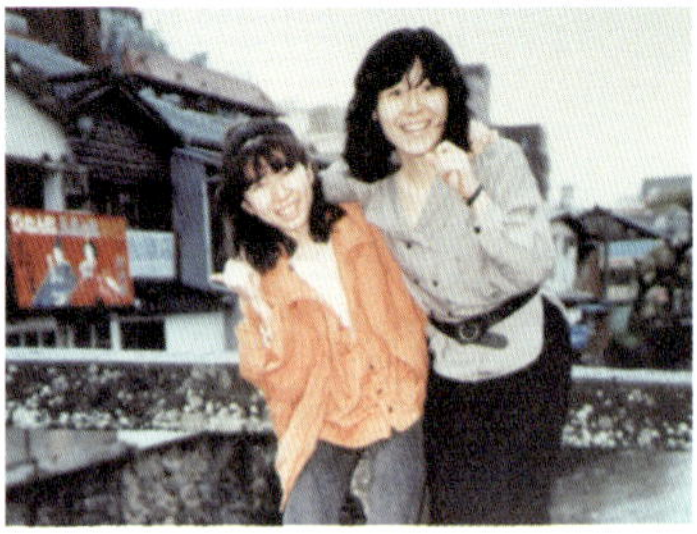
1987年　卒業旅行の長崎で

同級生

「三つ子の魂百までも」のことわざ通り、初孫一人っ子の常として乳母日傘で護られていたミギリから今日に至るまで、私の性根は驚くほど変わっていない。もちろん役職に応じて否応なしに責任感はついたし、人見知り不可の職種だから誰とだって一分以内に打ち解けられるようになった上に、必ず意見を求められる会議のおかげで内弁慶もすっかりなりを潜めた。が、それはあくまでもライフスタイルの中で二次的に獲得したキャラクターであり、職業上必須のスキルと呼ぶべきものである。さほど用意周到でもないくせに執念深く野心家。「鼻歌まじりの臥薪嘗胆」というゆるい座右の銘はバブーと発語が始まって以来、実は微動だにしちゃいないのである。

そんな私は物心ついてから群れた記憶がなく（というより、今思えばへらず口のせいで同世代の子供からあまり好かれていなかったのだろう）、よく聞くような幼なじみのつきあいや、小学校からずっと一緒なんていう関係は皆無、思春期以降深く長くつきあってきた友人も数えるほどしかいない。最も交流を保っているのは医学部に入ってまもなく知り合った同級生のNである。講義の後、自転車置き場で「どこから来たと？」と九州弁で尋ねられ、彼女はバイクを私は自転車を押しながら校門まで話した。以来、並んで講義を受けたり、互いの部屋に招いて食事をふるまったりするようになり、卒試も国試も一緒に乗り切って今に至っている（優秀な彼女に尻を叩いてもらってなんとか医者になれた、というほうがなんぼか適切である…）。

そうは言っても、母校で呼吸器内科の准教授になった彼女とあまり頻繁に会う機会はなく、秋口の人間ドックと年末の温泉旅行だけは何があってもスケジュールを調整して無沙汰を埋め合わせると決めている。十代で知り合った友とともに五十路を超え、東京まで健康診断に出かけるのはなかなか感慨深い行事で、九州ではお互い知った医者が多くて何とも気まずいし、「毎年車検」のご褒美に前泊して美味しいディナーを楽しみながら旧交を温めるという趣向だ。お互い仕事のリズムも大きく違うので、前日の夕方に各自チェックインして、前夜祭よろしくちょっといい店で食事をする。翌日に採血があるからと怯むこともなく、好きな物を好きなだけ食べ、乾杯もし、上機嫌で近くのカラオケ屋に入っては昭和のはやり唄ばかり歌って今年の豊穣、ならぬ息災を願うのが定番の珍道中である。

一方の年末旅行は、私とNの親交をよく知る叔母も連れての温泉三昧で、まずは叔母と佐賀行きの高速バスに乗り、合流したNの車で一路嬉野に向かう。今では叔母の遠出はこの旅だけとなり、年に一度の孝行も兼ねていたのだが、喘息の調子が悪く、咳の拍子に腰椎が数カ所折れて入院となった。実は前の年のやはり師走にはNの父親が逝去し、普通なら温泉行きは二年連続で中止になるところだが、人の病と生き死にがナリワイの私たちにはあくまでも「それはそれ、これはこれ」。殊勝な選択肢はどちらからも提案すらなく、「行ける者が行ける時に行く」の原則を遵守した。湯上りのどてら姿で「あたしが先に死んだら」だの「あんたの葬式では」だのと「後々の」打ち合わせなどしながらさしつさされつ、BGMの「人生の扉※」に突如涙する親友に内心どぎまぎしても「更年期じゃないの〜」と茶化して動揺を隠す。どんなにポーカーフェイスがうまくなろうと、宴の話題が仕事や健康のことばかりに変わろうと、われらが「三つ子の魂」は今も初めて一緒に帰った初夏の日のままだ。

※　人生の扉：竹内まりや　作詞作曲（２００７年）

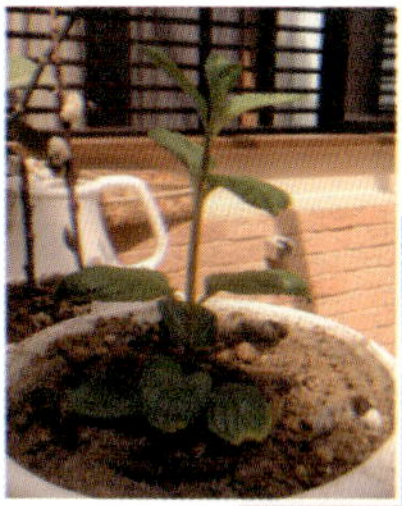
◀土生活にも慣れて来た頃

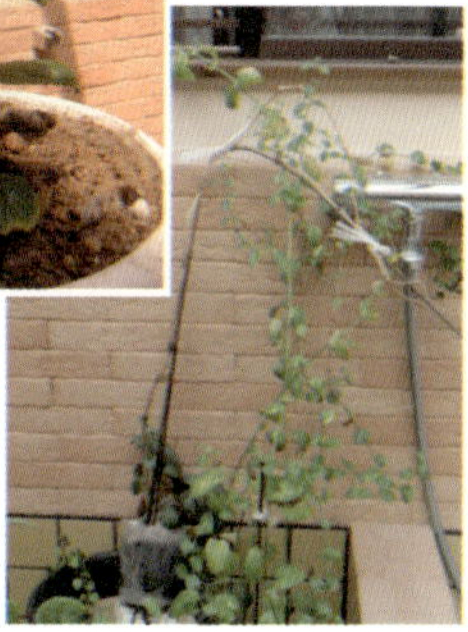
今は、上にも横にも育ちすぎて壁や地づたいに成長中▶

ミントの教え

わが家の元中庭だったスペースは段階的にリフォームして、2つの動物居住区に生まれ変わった。後から建て増した2畳ばかりの「猫区」には、病後の肥立ちが悪いのを言い訳にして里親を探さなかった2匹のやんちゃ猫が仲良く暮らし、広いほうの「犬区」は今年11歳になるイングリッシュコッカースパニエルが独居中である。トイレの横に作ってはみたものの、結局「使わずのスペース」と化している3尺四方のシャワーブースには、かつて咲き誇っていた観葉植物たちが隠居部屋として陽だまりを欲しいままにすごす。鉢植えのほとんどは、かつて小欄にも記した胡蝶蘭で、いくたびか美しく返り咲き、今やひっそりと光合成だけを続けるものと、再び花芽を膨らませて文字通りもう一花咲かせるために春を待つものたちが、水場せましとひしめいている。

その中にいて、やや場違いに雑草然としたミメながら、強い芳香を放っているのが背高のっぽのペパーミントである。隣の猫区を境する桟に絡まって薄紫の花を咲かせ、時に猫たちの遊び相手になってやりながら、茎はあくまでも空に向かい透明な屋根に届こうとでも企んでいるよう。実はもう一年も前のこと、デザートに添えてあったひと摘みのミントの葉が始まりである。いつもならジェラートと一緒にパクリと食べてしまうのに、ふと「育てたら育つのかしら」と思い立ち、ナプキンに水を含ませて連れ帰った。実はこの「ふと」はなにも初めてのことではなく、たびたび同じような場面で同じ行動に出るのだが、残念ながら濃厚なクリームがたっぷり茎にからみついた香草が永らえて成長した試しは一度もなかった。

そんな（ハーブ同伴の）日は家に帰るなりバッグから「苗」を取り出すと、取るものも取りあえず蘇生の準備にとりかかる。数日はひたひたに水を含ませたコットンにくるんで寝かしておく。翌日しなびてなければまずは重畳。3日目にも茎の断面が黒ずまなければ初期救命は成功である。大体ここらあたりであえなく終了となるのだが、今度ばかりは根が出た、葉が増えたと子育てさながらの観察日記は続き、コットンから抜けなくなるほど細やかな根っこが張ってきたころに恐る恐る水栽培から小さな植木鉢への引っ越しを敢行した。せっかく育ち始めたちびハーブが新しい環境に戸惑わぬよう、コットンのおくるみはそのまま、周りに水浸しの土を盛ってはだましだまし土生活への順応を誘うと、まあ朝に夕に大量の水を飲む、飲む！　飲んでは育ち、育ってはまた飲んで真夏の日照りも味方につけた様子で上へ横へとすくすく大きくなり、秋には私の背丈を超えた。なんだか可愛いがっていた後輩がいっぱし以上に育ってお手柄を立てたような誇らしい達成感に浸りながら、毎朝植木鉢にせっせと水を注ぐのだった。そして珍しく家で食事なんぞをするときには、何枚か摘んだ葉をパスタに添えたりしてみると、チャチャッと作った手抜き料理もがぜん美味しくなる。

ミント類は繁殖力が強く、他の先住植物も簡単に凌駕する勢いで増えるらしく、香りのない花だけがシソ科ハッカ属の出生を隠しているものの、葉という葉、落ちた枯葉さえ強い香りを放つ営みをやめていない。あの日迎えたもの言わぬ草が、日々大声で生きていることを主張するのを見るにつけ、人間たるもの「すべからく命に向かってナメた真似しちゃならぬ」とミントの教えを謹んで承るのである。

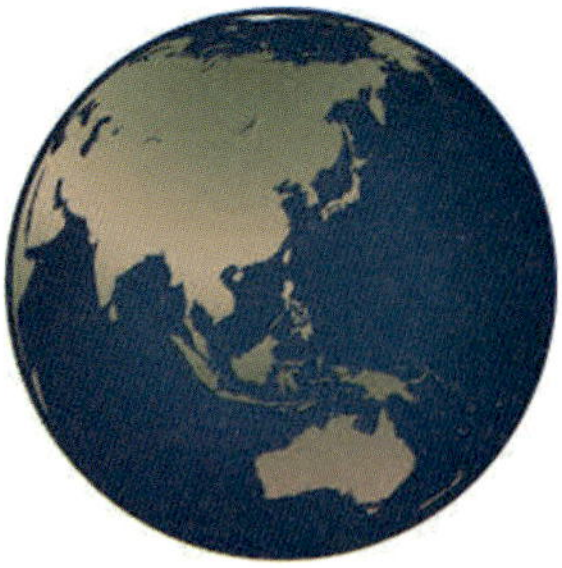

学びのススメ

ガリガリと勉強するのは得意じゃないが、知らないコトを知ったり、できなかったことができるようになるのはいくつになっても楽しい。その延長線で通っている英語学校だが、先ごろ「転校」した。前の教室には2年近く通っていて、「発音が美しい同世代のフィリピン女性」の担当講師とはすっかり意気投合していたのだが、40分×2コマを週に1回受ける効能はせいぜい現状維持で、この先のレベルアップは望めないと悟ったからである。

2期目のシーズンが終わる頃、私は近場の教室を捜し回り、いくつか体験レッスンを渡り歩いた末にクリニックからダッシュ2分の高層マンションに入っている学校に的を絞った。オフィスに近いからさぼりづらいこと、自分の適応クラスが数多く用意されているので自由度が高いことに加え、何より同クラスに自分より明らかに高レベルの人が多く、「常に悔しい」環境であることに惹かれ、入学を決めた。こちらは1クラス50分で、エネルギー問題ありローマ法王の継承問題ありと、時事知識の貯蓄具合も問われてしまうので気が抜けない。リスニングで得た情報をペアでディスカッションし、各自プレゼンする、といった一連の作業はこちらの弱点を容赦なく逆なでするハードワークで、2コマ続けて受けようなんて余裕は、とんと生まれてこない。

ある日、産休中の妻の代講で来ているという臨時講師のクラスに出席した。テーマはヒンズー教！日本人は宗教に疎い（人が多いように思う）し、仏教徒の身でありながら、「Oh, my God！」などとたやすく口走ってしまう（人も多いように思う）。そこへ、さらに情報が乏しいヒンズー教ときた。常日頃から宗教について無知だという自覚はあったので、出張先の書店で見つけた「3日でわかる宗教」という分厚い本を衝動買いして移動中に読んだことはあり、どこの国に何教が多いくらいはわかるようになったが、それまでは「インドは仏教徒の国」だなどと思い込んでいたくらいである。実はインド人の8割以上がヒンズー教徒で別名インド教ともいわれるが、牛を神聖視したりガンジス川に沐浴したりは、宗教というよりむしろインドの文化そのものとして人々の生活に根付いているのかもしれない。三大宗教となるとランクインしないが、教徒数ではキリスト教、イスラム教に次いで世界人口の約13％にも及ぶ。

さて教材の記事によれば、ヒンズー教徒は原則として菜食主義である。肉はおろか「卵・乳製品もすべてダメ」から「卵は可」や「鶏肉も可」など「菜食」の定義はかなり細分化されているらしい。さらに厳格な一派は生きとしいけるもの、すべからく命を絶つ行為を禁じている。「虫も例外にあらず」は「一寸の虫にも五分の魂」に通じるものでギリギリ想定内としても、植物の命の素であるから種苗やイモなどの根菜類も食べるなかれ、とはなかなか突拍子もない。「まさか、がんや細菌も殺しちゃダメで、こっちはやられっぱなし？」と聞きたくてたまらなかったが、外国語でしどろもどろ尋ねる話題ではなく、下手をすると聖なる教義を茶化したように受け取られかねないので自分で調べることにした。さっそく例の本を紐解くと、あるある。ヒンズー教でこそないが、インド西部を中心に少数派ながら紀元前から続いているジャイナ教は、虫を踏まぬようにと鈴のついた杖を持ち、微生物を吸い込み殺めぬようにマスクをせよと説くんだそうな。知れば知るほどびっくり仰天の宗教ワールドだが、それはそれとして図らずも学び心を大いにくすぐってくれるこの学校に、当分通ってみるとしよう。

臨牀看護2013／6月号

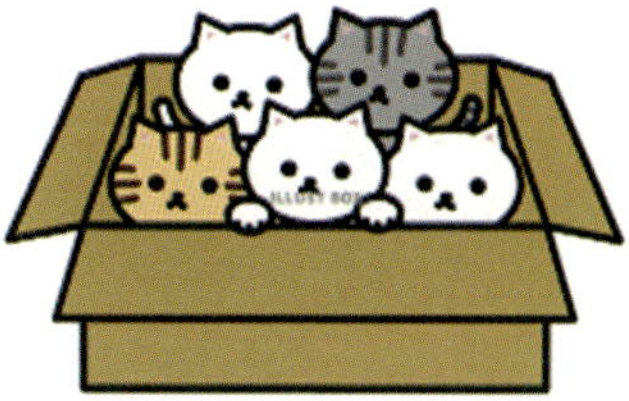

猫はたいがい子だくさん…

茶断ち明け

だいぶ前になるが小欄に「動物福祉の活動を始める！ 最初の一匹を救う日まで茶断ちをする！と決めた顛末」を書いた。その日を境に、日に5、6杯は飲んでいたコーヒーをピタリとやめた。アルコールやたばこ同様これも一種の依存症なのか、当初はコーヒーブレイクで紅茶を飲んでもあまり「ブレイク」した感じがせず、何だか眠気も覚めなくてひたすら香ばしいあの香りを鼻が追いかけ、あの苦みを舌が求める、いわゆる禁断症状に悩まされていた。「禁断症状だなんて、病気みたい」と冗談半分に調べてみると、実はこのコーヒー依存かなり真面目に研究されていて、中には「れっきとした精神疾患として取り扱うべき」と主張する専門家もいるらしい！ コーヒーを絶ってから12～24時間以内に半数の人が頭痛を訴えるといい、他にも倦怠感、不安、悪心・嘔吐などが1～2週間は続くんだそうな、なるほどまるで病気だ。

しかし一年も過ぎた頃にはアールグレイもなかなか美味しくなってきて、遂にはレストランで食後に「コーヒー？ 紅茶？」と問われて四方を懐かしい芳香に取り囲まれても、平然と紅茶を味わえるまでにコーヒーから「離脱」していた。そしてふと思ったのだ。それでも「茶断ち」なんだろうか？ つまり、茶断ちは本来大好きなものをひたすら我慢することで悲願成就に近づく苦行であるべきなのに、それがきっかけで代替の新たな嗜好と出会い、大好物に「元」がついて過去に飲み込まれてしまえば、すでに茶断ちでもなんでもないではないか、と。そう思いながらも、そう気づいたあとも、茶断ちを止めるよいきっかけがないまま、私はあいかわらず紅茶を飲み続けていた。

そして動物福祉活動はけだし順調で、ガレージを往来する猫たちのTNR※は13匹に達した。1匹の元気なメス猫は年間に最大5～6度妊娠しては1回に4～8匹出産する。単純計算でも生まれる子猫の数は20匹以上…。オス猫はあちこちでメス猫の争奪戦をくりかえし、強い男子はより多くの女子と交尾し、せっせと子孫繁栄に励む。まさにネズミ算にも劣らぬ壮大な命のリレーである。このリレーに何とか割って入ったとは言えたった13匹か、と嗤《わら》うなかれ。週末の日没後に捕獲器にご馳走をしかけて、あるときは5分でかかってくれるが、あるときは5時間待っても捕獲器の前にお座りするばかり。ついには根負けして撤収という夜もあって、なかなか骨の折れる仕事なのである。こうしてガレージで見つめ合うこと数カ月、知り合った猫の不妊・去勢大作戦はほぼ完了した。術後の肥立ちもよく、同じ顔ぶれはあいかわらず庭を闊歩しているから、この先事故や病の不運に遭わなければ、みなケンカと多産の消耗から解き放たれて一代限りの天寿を全うしてくれるに違いない。

そんな中、動物管理センターの方から「先生の家のあたりが地域猫に指定されました」と嬉しいメールをいただいた。福岡市では「地域猫」と認定された地区で捕獲された猫の不妊・去勢手術を無料でやってくれるありがたい支援制度がある。申請には3人以上のチーム編成が必要だったので、私はてっとり早く1人で始めたが、2軒隣りのご婦人が一念奮起、お仲間とご近所の賛同を取り付けて自治会長を口説いてくれていた。そして活動開始を前に「TNRの先輩」として説明を求められ、喜んで伺った代表のお宅で出されたコーヒーを飲まないでおく理由はもう見当たらず、2年余りに及んだ私の茶断ちはようやく終わりを迎えた。

※TNR：Trap-Neuter-Return（捕獲、不妊手術、元の場所に戻すという地域猫活動を示す国際的な略語）

臨牀看護2013／7月号

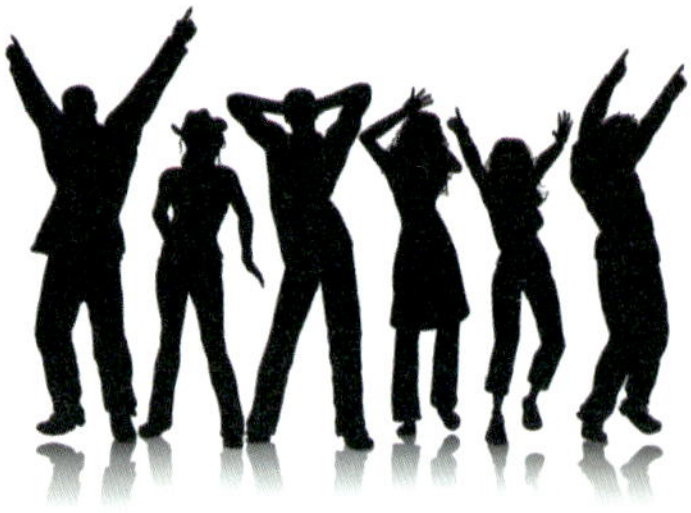

UFO

クリニックでは局所麻酔の手術が多いので、患者の気が紛れるように常にBGMがかかっている。年齢に応じて新着バージョンにしたりR40にしてみたりと、看護師がチャンネルを選んでくれるのだが、最近の曲は歌にも歌い手にもまったく聞き覚えがない。『女々しくて』と連呼する男子の言いぐさに何ら心を揺さぶられる余地はないし、『つけまつける』に至っては外国語のようで手も足も出ない。逆に昭和のポップスなら、イントロだけでサビのメロディーからその頃の恋愛事情まで、すべてが浮かんでくる。これは年齢にかかわらず誰もが持っている記憶の連鎖反応で、まごうことなき生涯の宝物である。先日はアイドルの元祖ともいうべき天地真理の『ひとりじゃないの』が流れ、懐かしさに思わず声をあげてしまったが、もちろんそのノスタルジーは同世代の患者としか共有できない代物であった。

真理ちゃんは老若男女を問わず、まさに時の国民的アイドルだったが、その後も中3トリオだの御三家にキョンキョン、明菜ちゃん、と時代はアイドルを量産し続けた。先日、動物関係の友人K女史が『ピンクレディーのフリツケ完全マスターDVD』なるものを上下巻購入してはしゃいでいることを彼女のFacebookで知った。実際に購入行動に出るかどうかはともかく、私たちの世代にとってピンクレディーは別格のアイドルである。プラスチックの下敷きも筆箱も、何かの付録のシールにさえもいつもミーちゃんとケイちゃんが微笑んでいた。普通のヒット曲とは違い、歌詞のみならず振付けを覚えねばならなかったことが、よけいにブームを燃え上がらせていたのだろう。録画もできずカラオケ文化もない当時、新曲が出るたびに出演する歌番組を追いかけまわして、懸命に振り付けを覚えてはテープレコーダー（これとて今は昔…）に雑音満載の音質で録音した曲を聴いてはおさらいしたのはきっと私だけではないはずである。その証拠に同級生が集まればみな同じ程度の心得で、それなりに歌い踊れたものだった。

K女史の「暴挙」が話題にのぼっては伝え伝わり、ついにピンクレディー世代の女子5名がDVD鑑賞の女子会をとあいなった（まあ、集まる理由はなんだっていいのである）。当日、乾杯のあとにさっそくオーナーによるDVD開封の儀を執り行い、二人の完璧な踊りに見とれながら宴は大いに盛り上がった。驚くべきことは、軽やかに踊っているのが現在のミーちゃん・ケイちゃんであり、その体型も軽やかなステップもまったく衰えていないことである。いやむしろ脚の上がりは当時よりよほど高く美しくなっており、明らかに洗練され進化を遂げた「ユッフォー」なのだった。

若さは見た目も中身も細胞のテロメアが短くなるごとに変わっていく。とくに外見は素敵に変わる人もいればそうでない人もいて、それは多分に本人の心がけが反映される。とはいっても「言うは易し」だからこそ、その手のhow-to本やサクセス本が売れるのである。今時はシミも消せるし、ヒアルロン酸もボトックスも手軽に打てるので、皮膚周りは金さえ出せば小手先で何とかなる。しかし、内部の衰えは一朝一夕にはいかんともしがたく、これこそ本人の努力が問われるところである。骨格筋は30代から減り始めるけれど、鍛えれば90代でも育つという。今からでも遅くない。インナーマッスルやハムストリングスをしっかり鍛えて転ばぬ先の筋肉を手にいれておかなくちゃ。しかし退屈なエクササイズは久しく続かないのもたいがい経験済みである。DVD、買おうかなあ…。

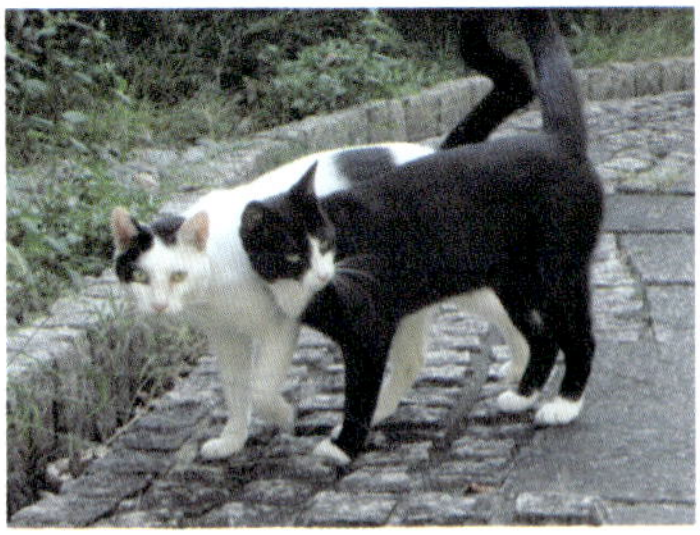

シックスセンス

だいぶん日が短くなり、秋の気配とともに夏の怪談シーズンもひと段落した。大昔、夏休みともなれば浅草の映画館では決まって鍋島藩の化け猫騒動が上映されており、世にも恐ろしげな鳴き声が通りまで大きく響いていたものだ。当時、日本舞踊のお稽古に連れられて通う道すがら、耳をふさいでも聞こえてしまう胸騒ぎの咆哮は、私の猫嫌いを確立させるに十分すぎる体験であった。「怖い話はぞっとするから涼しくなる」という理由で怪談ばなしは夏の風物詩だが、医学的にはいささか懐疑的で、恐怖による交感神経優位は心臓バクバク、血圧も上がってカーッと嫌な汗をかく。当時はテレビでも『四谷怪談』や『番町皿屋敷』など、定番の名作が必ずオンエアされるので、番組欄を確認せずにはうかうかチャンネルを変えることもままならなかったものだ。

最近では日本の怪談シーンもずいぶんと変わった。名前からして「怪談」から「ホラー」という外来語に置き換わって久しく、ストーリーはより複雑化して、進化したCG技術が恐怖の臨場感を何倍にも増幅する。海外映画もドラキュラやエクソシストのような神vs.悪魔のわかりやすい構図ばかりでなく、宗教の背景を超えたコワ面白い作品が増えている。タイトルの『シックスセンス』は、言わずもがなブルース・

ウィリス主演のサスペンスホラー映画である。死者が見える少年と、心に傷を持つ精神科医の交流を描いた名作で、随所で幽霊が登場する怖さもさることながら、実によくできたストーリーの展開に圧倒されて、目を細めながらも最後まで観てしまった。

これまでシックスセンス：第六感は、いわゆる「ピンとくる」直感や勘の類の意味として使っていたが、確かに霊感もまた五感を超えた立派な能力である。とすると、この手のシックスセンスはわたくし、けして優れていない。その昔、友達に誘われてやったコックリさんも10円玉は微動だにしなかったし、後楽園遊園地（現在の東京ドーム）に恐山のイタコが来て、故人と話ができる催し物があり、祖母が祖父を呼んでもらう場に居合わせたが、イタコの語りかけに涙する祖母の傍らで、やはり何のざわめきも感じ得なかった。それでも「ない」と言い切らないのは、見えないモノが見えた試しこそないが、感じることは時々あるから。そしてそれは亡くなる日の助けたカラスだったり、亡くなった後の愛犬たちだったりで、決まって明け方、私の左側にくる。幸か不幸か私のシックスセンスは動物限定のようだ。知人の中には「なんでも見える」人がいて、見えない私には到底信じられない話をたくさん聞かされるが、けだし真実なのだろう。であればなおのこと、この世だけでも持て余し気味の人間関係が、あの世まで広がってはたまったもんじゃないので、「ヒトは除く」のわが第六感は幸か不幸かではなく、間違いなく「幸い」である。

数年前、青森で講演をする機会があり、後楽園の一件を思い出した私は、さっそく現地の知り合いに頼んで動物と交信できるイタコを探してもらったが、残念ながら見つからなかった。今でこそ「ペット専門」も存在するようで、検索すると「口寄せ料3千円也」というサイトが出てくるが、あの時こちらからの交信トライアルが不発に終わってよかったと、今は心から思っている。旬の食材と同じように、命のエニシもまた賞味期限のうちに味わうべし。イタコの助けを借りてキミ在りし日の懺悔などしなくてよいように、せっかく生身がそばにいるうちに精一杯愛し、触れあっておくことだ。それでも足りなかったなら、その時はきっとあちらから私の左側を訪ねてくれるだろう。

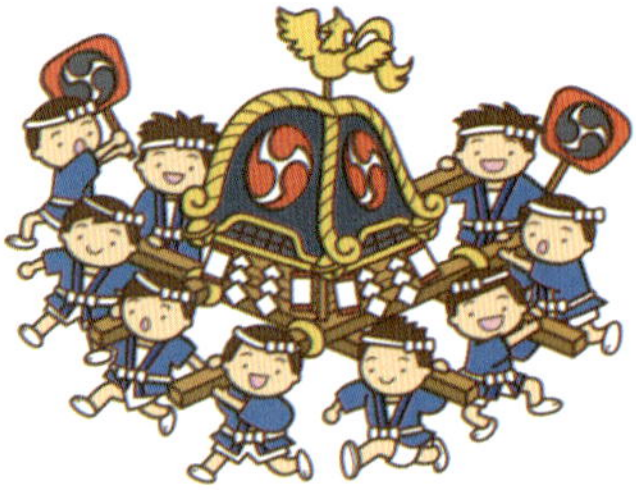

祭りのあと（前）

「会うは別れの始めなり」とはよく言ったものだ。入学したときから卒業は決まっているし、入社したときから定年退職は決まっている。もっと言えば生まれた時から必ず死ぬことも決まっているのだ。55年も生きてくれば、そりゃあたくさんの「訣別」に絡んできた。そして別れの先には必ず新たな出会いや創造があることもよく承知している。命との関わりにせよ、なにかを創出するにせよ、「とにかく！」の勢いだけで始められる場合もあるが、一旦始まってしまえば、大事なことはその後のメンテナンスと終わりかたに尽きる。とくに複数の人間が複雑に関与する組織は、規模の大小を問わず創設の覚悟もさることながら、引き際こそがむずかしい。「発展的解散」と称されるエピローグは、日本人好みの縁起がよい表現で多用されるが、私のようにシロクロつけたがる性分にはいささかメロウで照れくさくなる。

２００８年、私たちは大きな引き際と新たな組織づくりの決断を迫られることになった。「鬨《かちどき》の会」は、２００５年にリンパ浮腫の治療に用いる弾性着衣や弾性包帯を保険収載するために設立して以来、当時１１６４名もの会員数を擁するＮＰＯ団体に成長していた。行政相手の話なので誰もが長期戦を覚悟していたが、ドラマティックなモンスーンに乗っかって、たった3年で保険適応の実現を見た。大金星の保険収載はしかし、お別れの時を意味してもいた。内外から会の継続を望む声はけして小さくなかったが、「実現する会」は実現するまでが寿命である。「頂上制覇で『エイエイオー！じゃあこれで解散！』それでいいんじゃない？」自分の中にも湧き上がる「もったいない」の囁きを必死で抑え込みつつ役員会でそう告げたが、幸い皆の美学がピシャリと一致して、会則に謳ったとおり保険収載の実現を以て関の会は解散とあいなった。人は誰でも固有の美学を持っているものだ。大勢の共感を呼ぶ美学もあれば、どう考えても理解できないシロモノもあるが、いずれもヒトが気高く生きるためには軽んずることのできない心の臓器みたいなものである。

当時、コアメンバーの一人が関の会を博多山笠（正式には「博多祇園山笠」という福岡の祭り）に例えていたが、あれはまさに私たちの祭りだった。15日間続く山笠のクライマックスは7月15日の明け方、4時59分に始まる追い山である。選ばれし男たちが山笠を舁《か》いて（担ぐ、ではなく舁《か》くという）、山留めから櫛田神社の清道を回り須崎町の廻り止めまで約5㎞を疾走し、「流《ながれ》」と呼ばれる組の間でその速さを競う。そして追い山が終われば、各流は本拠地に戻って祝いめでたを唄い、「博多手一本」という独特のリズムで手締めた次の瞬間には、男衆がやおら舁き山によじ登り群がって解体していく。丹精こめた山の飾りを剥ぎ取り抜き取り、山笠は観衆が見守る中でどんどん毀されていくのだが、彼らは自らの手で今年の祭りにケリをつけることによって、そのまま翌年の7月1日お汐井取りから始まる次の山笠へと想いをつなげていくのだ。切ないけれど潔い、まさに発展的フィナーレのために、なくてはならない儀式なのである。

２００７年の暮れに保険採択の内示を受けた私たちは、その日から実現祝賀パーティーという名の「山崩し」の準備を進めながら、翌春に向けて今度は、育成機関「リンパ浮腫指導技能者養成協会」設立への青写真づくりをググッと煮詰めていった。

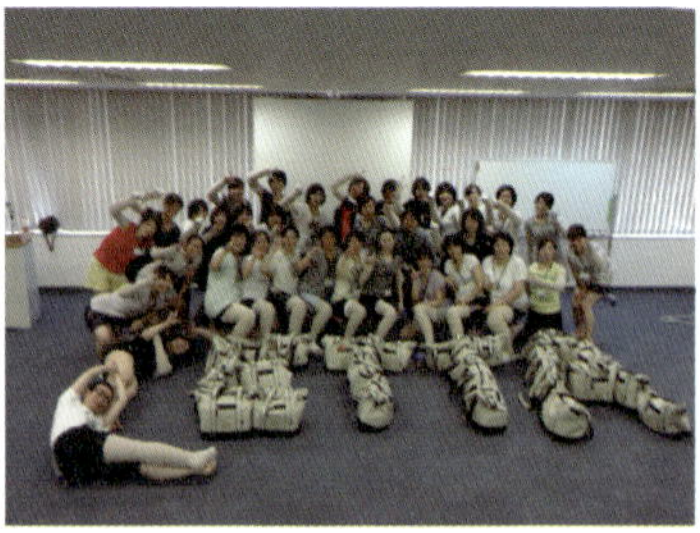

11期生たちの、人文字ならぬレッタの通学バッグ文字

祭りのあと（後）

閨の会解散はしかし、リンパ浮腫診療幕開けの象徴であった。治療材料が保険収載されるということは「疾患として認められた」ということ。長年診てくれる所もなくてリンパ浮腫難民を強いられてきた患者にとってこんなに嬉しいことはない。少なくともこれからは「命と引き換えに手足が腫れるくらいしょうがない」だなんて言われなくて済む。

それはつまり、がんを治療するときにリンパ浮腫のリスクを開示し、発症したらしっかりと受け止めて面倒みることができる医療者が必要になったということである。えらいこっちゃ！　少なくとも医学部では、卒前教育でリンパ浮腫について一コマたりとも習ったことはなく、先輩外科医から聞かされた「不治の病伝説」をヒタ信じてやってきたのである。そんな私が執刀して初めてリンパ浮腫を発症した患者は心優しく、重いものを持った自分を責めるばかりで、私には一言の恨みを発することもなかった。それが申し訳なさを何倍にも増幅させて、おかげで私はリンパ浮腫と真摯に向き合う「変わり者の外科医」になり、今に至っている。だから、めでたいリンパ浮腫元年に合わせて閨の「命日」を決め、それと同時に医療者育成を請け負う組織を誕生させることは、私にとってごく自然な使命だったのだ。こうして産声を上げたのが通称レッタ、「リンパ浮腫指導技能者養成協会（Lymphedema Technician Training Academy：LETTA）」である。今度もまた名はそのまま体を表し、リンパ浮腫診療を担う医療者を育成するための一般社団法人である。

保険収載内示を告げる厚労省の電話から数日後、忘年会で「次は人材育成に着手する時。5年で400人、全国にリンパ浮腫が診られる人間を送り込むぞー！」と気勢をあげて祝賀会の翌々日から開講にこぎつけ、11回にわたり定員40名の受講生を受け入れてきた。あれから5年の月日が流れたが、レッタ設立の翌年から厚労省委託事業である「がんのリハビリテーション事業」でも、リンパ浮腫研修委員会という関連組織が発足しており、医療者の啓発を目指した短期の研修会を提供するようになった。その中で、国内共通のカリキュラムをしっかり策定しましょうという気運が高まり、私が原案作成の大役を仰せつかったので、レッタのカリキュラムがこの国におけるモデルとなり、今では他の育成施設でもこれが使われるようになったのである。さらには、現存の研修会を2日から4日に増やし、国際推奨の座学時間を網羅して実技は民間の育成施設に委ねて修了試験を課す、という官民連携の認定構想が急速に具体化していく中で、そのプログラム作成をも担当する機会に恵まれた。

こうして日本のリンパ浮腫人材育成プロジェクトの根にも枝葉にも、レッタスピリットをしっかりと継代することができた今、二つ目の祭りも終焉を迎える時と実感した私たちは、またもや「やめないで」の声に後ろ髪ひかれながら、今度も「エイエイオーでおしまい！」の関の美学を通させてもらうことにした。メンバーは皆5歳ずつ年をとったが、たった5名の「舁《か》き手」によって突き進んできたレッタ山笠は、しばしばさらされた向い風にもひっくり返ることなく、所定の奉納場所へと山を運びおおせたようである。今年のリンパ学会主催に続いた酷暑の中の夏期講座を以て、晴れがましくも穏やかに私たちはクロージングを宣言し、二度目の山崩しを執り行ったのである。

Blog

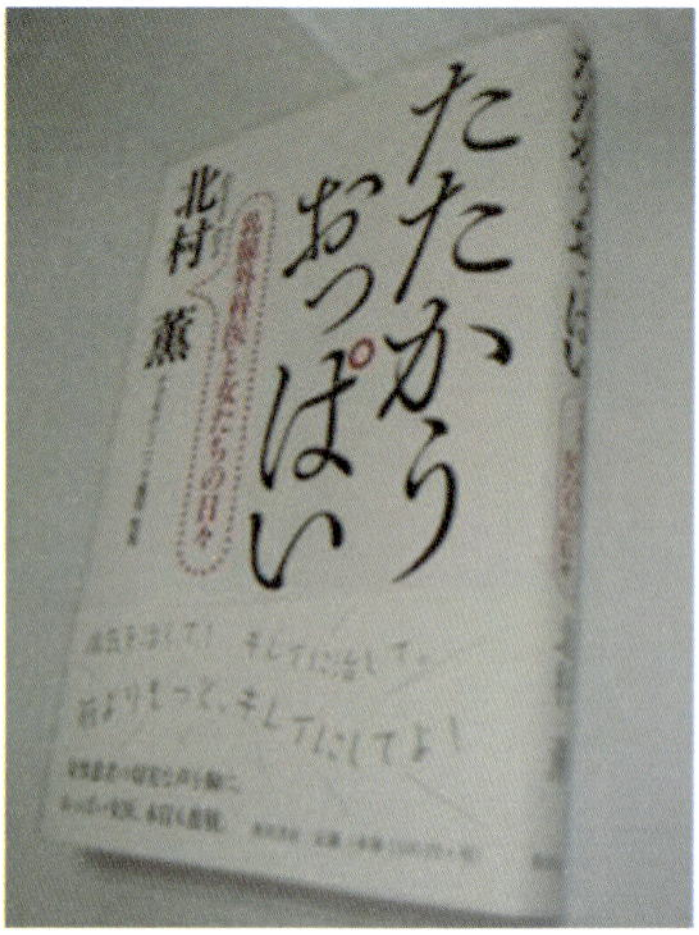

ごあいさつ

皆さまこんにちは。
福岡市内のクリニックに勤務する乳腺外科医の北村　薫です。
このたび、ひょんなことからブログを始めることになりました。

「初めまして」の方々向けに、少し自己紹介をしますね。
どんなことに時間を費やしている人間かというと、
本業は乳癌のみならず乳房の病気をきれいにしっかり治すこと、
がん治療の後遺症であるリンパ浮腫という病気を世に広めて、保険診療にすること、
性同一性障害（ＧＩＤ）の身体治療を普及することを三本柱として仕事してます。
そのかたわらで、いぬ・ねこ・とり・むし…身近な命に関わる動物福祉につながること。
こちらは「ＴＮＲ－博多ねこ」の会員としてごくごく微力ながら活動しています。
動物福祉は人生のセカンドステージに向けて膨らませていきたいライフテーマですので、この場を通じて

経過などお知らせしていけたらと思います。
すこし興味を持っていただいたなら、これまでしてきたことを
「たたかうおっぱい」（西田書店）というエッセイにまとめていますんで
ぜひご一読いただけますと幸いです。
それでは、どうぞよろしくお願いします！

2015／6／6

昼下がりの侵入者

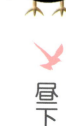

勤務するクリニックは東京を本院として、札幌、名古屋、大阪、福岡にブランチがありますが、福岡院は、私の入職時にマンモグラフィを新規で入れてもらったので、院長室がありません。
そのおかげで、仕事も食事も事務室で。スタッフと一緒に過ごす時間がとても長く、面白い話が聴くともなしに聞こえてきます。

スタッフSがおうちで掃除をしていると、カッカッカッカッ…カッカッカッカッ…と廊下で聞きなれぬ物音。

しばらく耳をすましていると、まるで鳥が歩いているみたい。

ドアを開けると、そこには大きなカラスが。

Sを見て一瞬ぎょっとはしたものの、歩みを止めることなく、カッカッカッカッ、排尿、カッカッカッカッ、排尿、をくりかえして廊下を横断中。

足音の合間の沈黙はおしっこしてたんだ。

Sは怖くて一歩も動けず、「じーじ〜!!!カラス〜!!」と隣室のお父さんにいささか状況が伝わりにくいSOS。

動物怖じしないお父さんが颯爽と登場し、まるであがり込んできた近所の子供に話しかけるように「そうか、来たんか。じゃ、ここから出んしゃい」と外に続くドアを開けると
これもヒト怖じしないカラスは、あいかわらずカッカッカッカッと直進し、そのままドアからおいとましたそうな。

あとにはカラスのおしっこだけが等間隔に…。

カラス、本当は何がしたかったのかなあ。

それにしてもお父さんの紳士的な異種間交流が素敵すぎる。

2015/6/12

ふたご座は思いつき

誕生月になると思い出すネタ。

大学時代にバンドを組んでいて、ドラムかキーボードの足りない方を担当しつつ、
大好きなアンルイスのコピーではボーカルをさせてもらってました。
脱アイドル後のアンルイスはほんとすごかったな〜。
お気に入りのナンバーにHeavy moon ってのがあって
「ふたご座は重い月」と歌っているのですが、
聴くたびに「ふたご座は思いつき」と頭の中でルビを振ってしまう自分がいて
一人で笑ってしまうのでした。

2015/6/16

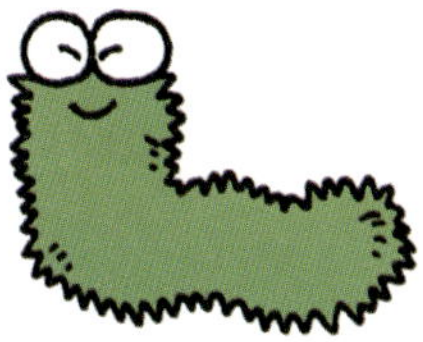

早く出てきて出て行って

お風呂上りにくつろいで本を読んでいたら、足先をくすぐられた、気がした。

初めて拾った猫に、同居3日目で部屋中飛び回られて壁の額縁を割られて以来、自室にはヒトしか招かないので、誰かに「くすぐられる」ことはありえない。ふと見ると、

「きゃー、足のいっぱいついた長い虫がいます、5㎝位の。」

そういえば最近、庭でたぶんその種の子供たちらしい虫をよく見かけていた。外で遭う分には「出産ラッシュだね～」程度しか気にかけてなかったけど、家の中はいけません。どこから入ってきたんだろ…。すでにお気づきのとおり、私は女子の平均的な感性からは大きくはずれて、虫全般かなり大丈夫なほうだが、刺したり噛んだりする攻撃的な方々とはさすがに仲良くできない（ヒトもね）。早速お引き取り願おうと、虫捕りアミ（を持ってるのがすごいってよく言われる）を取りに行ったすきに、さすが「百足」仲間だけあって、逃げ足速くもういない。

せっかくお風呂に入ったのに、汗だくになり部屋中を捜索するも、依然として潜伏中。頭を冷やしがてら、正体を知るためにパソコンを開くと、ちゃんと回答してくれるサイトがあるってのもびっくり。ムカデ

なら一対ずつ、ヤスデなら二対ずつ体節から足が出ていて、ムカデは毒アゴで刺されたらおおごと！ヤスデは刺激性の体液に注意を要し、食べちゃダメだって（食べないし…）。ゲジゲジは足が長いのでこの2つにしぼるも、とっさに足の付け根なんか見なかったので、'ムカ' か 'ヤス' かは判別不能。夜もすっかり更けてしまい、仕方なくその日はいっしょに寝ることに。「ベッドに上ってくんなよ〜」と念じつつ、無事に朝を迎えた。
隣の和室に、おとなしい足長のクモが棲んでいるのは承知しているが、今度のお客とはうまくやっていけそうにない。今日で3日になるけど、まだいるんかなあああ。

2015／6／20

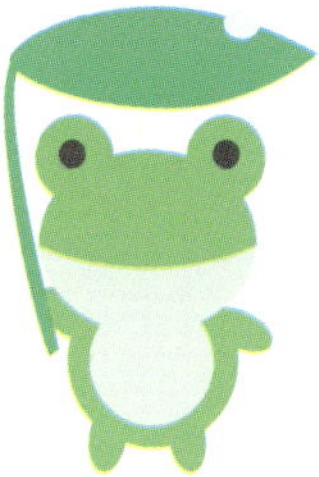

お好きなもの

食事会のお店を決めるとき、幹事さんが「苦手なものは？」と聞いてくれるのはとてもありがたい。いつぞや「何でも頂きます」と嘘をついて水炊き屋に連れて行かれたことがあるので、以来「鶏肉、脂身となまこ、踊り食いの類がちょっと…できれば活造りも…」と正直に答えている。ときに「なんで」と聞かれることがあるが、そもそも好き嫌いについて論じてもせんかたない。

「なぜ好き？」「美味しいから」

「なぜ嫌い？」「美味しくないから」以上、である。

それでも尋ねられたら、鶏肉については「宗教上の理由で」と言う。（信じちゃう人がいて、かえって話が長くなることもある…）あと、幹事が無類のなまこ好きだとまれに突っこまれるが、これには「切り口がCTの画像みたいだから」と言えば、たいてい話題がそれて収まる。

さて、シンガポールの国際内視鏡外科学会に出席したときのことである。関連企業の社長と当時のボスである教授の会食に、子分たちがご相伴にあずかる形で一席設けられた。会場は一流ホテルのチャイニーズレストラン。

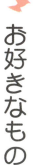

前菜が済んで、立派な白磁の器に入ったスープ。フタを開けると半透明の海藻のようなヒラヒラとタピオカみたいなツブツブが入っている。

「んー、これなあに?」

他の人たちは喜んで食べ始めたけど、見たことない材料。しかも海外。口に入れていいかどうかは、ちゃんと確かめないと。


そして…!!

「カエルの卵巣でございます」だとお〜。

じゃ、じゃ、この丸いのは卵なの〜?! そして
それを聞いてもなぜ食べ続けてる、この人たちは〜?!

口から泡吹きそうなのを周囲に気づかれぬよう、うわの空の笑顔で相づちをうちながら、カエルスープにフタするタイミングばかりを考えていた。

幹事さま　苦手なものは網羅できません。お好きなものは?と聞いてね。

2015/6/26

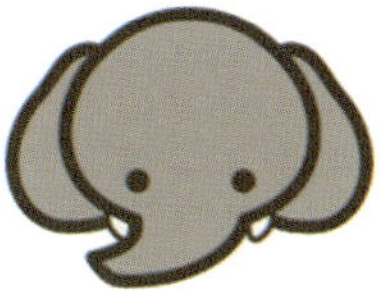

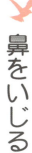

鼻をいじる

「鼻が高い」というと自慢の表現だが、自慢できないからと言って「鼻が低い」とは言わない。これに柱がつくとニュアンスがだいぶんかわる。こちらは「強い」という形容詞や「(へし)折る」という動詞とセットに使うが、とくに「鼻っ柱が強い」というのは、女子に対して用いられることが多い気がする(褒めては、ない)。

実際の鼻の高低は鼻尖の高さで決まるが、そこの部分は軟骨だけなのでとっても柔軟、指でつまむと上下左右にむにょむにょと動く。鼻の骨というのは実際には鼻根から上半分くらいまでしかなく、だからどんな美男美女もガイコツにすると「鼻ぺちゃ」なのである。

さて、フットペダルとハンドホルダーがゴム素材でつながっている、腹筋を鍛えるエクササイズ器具をご存じだろうか。正しく使えば腹筋に効くところを、足のかけ方が不十分で、上体を反らした途端にペダルがはずれて鼻に飛んできた。一瞬、顔がつぶれた!と思うくらい痛くてけっこうな出血!しばらくはうずくまって痛みが和らぐのを待つ。しだいに「眼は?」無事。「息は?」できる。「痛いところは?」鼻だけ…とみずからに「問診」できるくらいになり、「鼻骨骨折」という単語が頭をよぎった。恐る恐る洗面所に「視診」に行く。鼻根部が青く腫れて皮膚は切れているが、鼻出血ではないので、「折れてないかも。なら今は冷やすしかない」と診断終了。手持ちの鎮痛剤を飲んで保冷剤を鼻に乗せ「なんて日だ!」とぼやきながら就寝。

翌朝、ふたたび視診。いくぶん腫れは引いたけど、まだ鼻根の幅がかなり広く盛り上がっていて、大陸系のたたずまい。は〜あ。とりあえず青いところにファンデーションなんか塗ってみて出勤した。午前中の診療を終え、だれからも指摘されないなーと思ったところに、スタッフのNが笑いながら寄ってきて「院長、お鼻いじられました?」とささやく。えっ、いじるって…。ぶつけるって意味もあるんかな。ここに来て新出の博多弁か…?すると、「インプラント入れたら腫れますからね〜」と付け加えた。はっは〜、どうやら鼻を高くする美容手術を受けたと思っているようである。指摘されなかったのはみんなそう思ってるからか〜。真相を話すと一同爆笑(いや、痛いんですけど…)。

2015/7/7

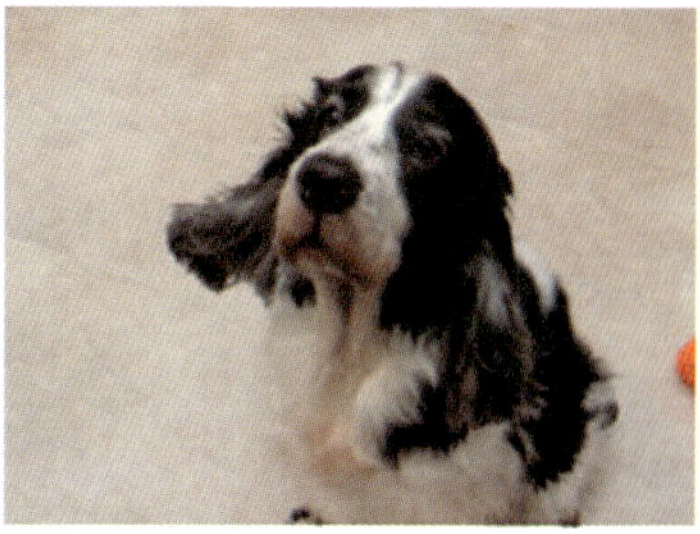

茶々丸のこと

近頃、13歳になったイングリッシュコッカースパニエルのばあさんと一緒に寝ている。従来小型犬と暮らすことが多かった私にとって中型犬の彼女はとにかく大きかった。やんちゃ盛りには駆け寄ってこられると勢い余っては二人で転がったり、顔中をベロベロなめまくる大盛りの愛情表現もまた勝手が違って可愛いかったなあ〜（なめられた顔はかなり臭くなるが…）。

その彼女も7月4日には13歳の誕生日を迎え、同種の平均寿命である10歳を有に超えた。白髪や虫歯は増えたものの、なおも健啖で遊び好き。日がな一日食べて遊んでトイレをする以外は寝てすごす。ある日「寝姿が老けたなあ」と思い、なんだか急に残された時間を意識するようになって、数年来の添い寝を再開したのだ。

寝室にも水飲み場とトイレシートを用意したのだが、面白いことにトイレだけは必ず自室に帰る。真夜中でも明け方でも同じように、ベッドから出ていき、用を足して（そのまま自分の寝床で寝りゃいいのに）

またてくてくと引き返して、私の横にドスンと寄りかかって寝るのだ。

小さい時にはトイレがなかなか覚えられずによく粗相を叱られていた彼女が、なんとも立派になったなあ、と改めて13年の年月を感じるのだった。

種による寿命の差を考えると、私の一日は彼女の数日分に相当するだろう。そんなことを考えたら仕事に行くのが嫌んなってしまうけど、ヒトより短命の彼らをパートナーに迎えた以上、最期を見送るのはヒトの役割である。

「ちゃんと役目を果たすから『最終日』は出張のない週末を選んでよ」と、すやすや眠る茶々丸に念を送る。

2015/7/17

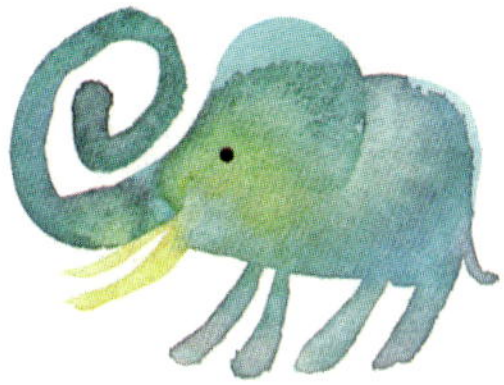

あこがれの人

先日バラエティで久しぶりにムツゴロウさんを見た。畑　正憲氏といえば自他ともに認める無類の動物好きで、国内外でさまざまな生きものたちと親密な交流を実現し、北の大地に動物王国を築いては動物たちとの感動的なシーンを次々と生み出してきた人だ。生きものが大好きな私にとって、彼の生きざまはまさに垂涎の夢物語、思春期を通じて大いに憧れた人だった。

その番組は、彼がどんな動物とだってすぐに仲良くできちゃう凄さをアピールする本番中に、突如野生をむき出しにした動物から襲われるが、最後は事なきを得てめでたしめでたし、という絶体絶命三大シーン集だった。

で、アナコンダが急に首絞めてきたり、ライオンが急に首に噛みついてきたりするけど（みんな首を攻める！首がどこかちゃんとわかってるんだ！）、彼はそのたびにほうほうのていで九死に一生を得て、息をきらしながらもにこやかにＯＡを進行させるのだった。

三つ目は「若いアジアゾウと寝起きを共にして、心通わせながら調教する」という設定。ほほえましいシーンの最中、何があったか急に子象が暴れてムツゴロウさんは転倒し、踏みつけられそうになった。すかさず現地スタッフが調教棒を渡すやいなや、彼は気がふれたように子象を打ち据えた（これを調教と呼ぶならば、調教中の場面は編集されていた）。

エンディングは、「無類の動物好き」に戻った穏やかなムツゴロウさんと、鼻筋に血が滲み目には涙をいっぱいためた子象のショット。

本来野生動物は危険だ。そんな彼らと一方的に交流を試みといて、いざ野生を見せたら倍返しで攻撃っていうのは、なんだかなあ…この世で一番危ないのは、やっぱ人間。

あこがれの人がひとり減っちゃった。

2015/7/25

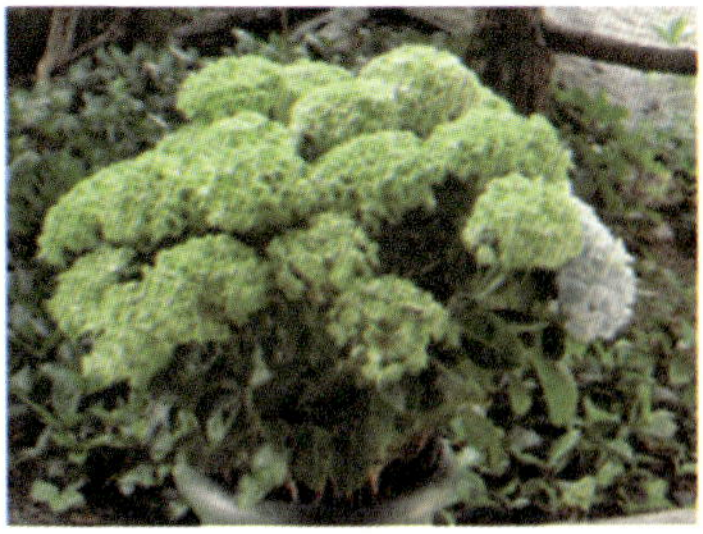

あじさい

石原裕次郎といえば昭和を代表する稀代の俳優。日本人ならみんな知ってる銀幕スターだ。7月17日の命日は、彼が好きだった花にちなんで「あじさい忌」と呼ばれる。今年は28周忌、と書いたところで、1987年といえば自分が医者になった年。

あれから28年も経ったことにひたすら驚く。へえええ〜。


さて、なぜ唐突に裕ちゃんかというと、先日お世話になっている出版社のF主幹と会食する機会があり、「次は、これぞ昭和っちゅう店に行くよ」のかけ声についていった。中洲の雑居ビルにあるその店は、入口の壁はもちろん店内の天井までも、所せましと裕ちゃん主演の映画ポスターやらブロマイドやらが（客観的には）無秩序に貼られて、カクシャクとしたママがひとりで切り盛りするスナック。F氏は常連中の常連、というか一元さんは絶対入って来られない空気がプンプンプン。

このママが、裕井会（ファンクラブ）福岡会会長という筋金入りの裕ちゃんフェチで、どうりでたたずまいのイワクに合点がいった。昭和に生きた時間のほうが長い私には、この店けして居心地悪くなく、昭和前中期の三人組でなかなかコクのあるひとときをすごした（ずっと貸切りでしたし）。

帰り際、ママから「外のあじさい、連れてって」と言われた。なんでも、あじさい忌に際して北原美枝夫人から直々に贈られたそうで、さすが会長。そして、さすが裕ちゃん夫人、それはそれは立派な満開のあじさいが大きな鉢に溢れている。ママの自宅はマンションなので、「裕次郎の大好きなあじさい、地面にのびのびと植えてやってよ」とのこと。ちょうど八月早々に植木屋さんを頼んでいたので、酔いも手伝って「じゃ、お預かりしましょ」なんて軽々に引き受けてしまった。

シラフに戻ればなんともプレッシャーの大きな預かりものだ。そういえば、夫人が裕ちゃんと結婚するときに「皆さんから裕次郎をお預かりします」なんて、たいそう粋なセリフをのたもうたっけ（そんなこと知ってる私って、かなり昭和！）。

こうして「お預かり」しちゃったあじさいは、ガレージに鎮座ましまして、日ごと少しずつ花色を変えている。とにかく植木屋さんが来るまで元気にしていてもらわないと。そして根付いた頃にもういっぺん、あのディープな昭和空間に連れて行ってもらおーっと。

2015／7／31

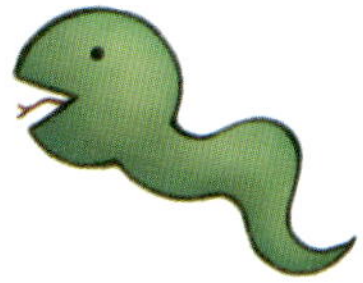

バイリンガルのススメ

なにも海外の言葉だけが「外国語」じゃない。縦長い日本、方言という言葉の壁は結構高くそびえてる場合がある、と言う話。

医者になって29年目ということは、ひとり東京を離れ九州に上陸して35周年！

今や佐賀弁でも博多弁でも生え抜きと同等に話せるし理解できるが、当時は惨憺たる言語生活だった。

洗礼は入学式に「新入生の言葉」を読んだ代表の女子。読み言葉ながら、あまりにもイントネーションが特殊すぎて、まっっったくわからない。今でもあの時彼女がどんな所信表明をしたのかは、永遠のなぞ。

その頃は九州弁といえば、「巨人の星」に出てくる星くんのライバル左門豊作が、自分を「おいどん」と呼び、語尾にすべて「ですたい」とつけていた、あれしか知らなかった。地元の会話が聞き取れなければ、日常生活はままならない。こりゃ、初めて習うドイツ語同様、かなりの覚悟で九州弁学習が必要であると思い知ったのだった。

入学後すぐに現代音楽部のロックバンドにはいったら、そのリーダーとベースギターの先輩が生粋の佐賀んもん。こってこての佐賀弁でくりひろげられる二人の会話はまるで呪文のようだった。

中でも全く意味不明で耳に残ったのは「がっばきつか〜、もうかえってぬ」「んーさ」の下り。今でこそ「がばい＝とても」、「ぬ＝寝る」で「んーさ」は同意の相づちとわかるが、当時の私にはどんな呪いがかけられたのか知るすべもなく、気が気じゃなかった。


ある夜ライブが引けて打ち上げに行った店に入るなり、リーダーが「だいじゃおー」と数回叫んだ。今度は品詞さえわからない…何かのまじないか？

「大蛇？　尾？　ここ、へびがいるの〜?!」

正解は「誰かいないの？」ですが、こりゃわかんないわ。

そして35年を経てみれば、佐賀の患者さんがぽろりとこぼす佐賀弁を今は懐かしくさえ感じて、帰りがけに「そいぎ〜」（バイバイ）なんて言ってみると、「おっ」という顔をして「そいぎんた〜」と笑って返してくれたりするのも、いと嬉し。

2015／8／8

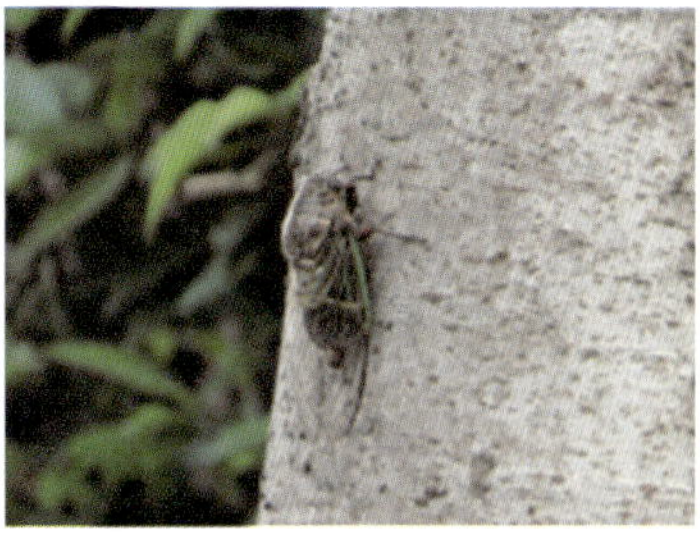

長距離飛行

立秋を過ぎると、舗道でセミのなきがらに出くわす機会が増えてくる。すでに何日か経ってアリがたかっていることもあれば、傷一つなくまだ生きているかのような堂々たる姿のこともあって、そんなときは「こんなに健康そうなのに、なんで死んじゃったんだろう」とひどくもったいなく思う。いわゆる「今日が7日目」だったのか。

友人の家はマンションの6階にあり、訪ねるときにはたいがい階段を使う。夏の間はさぼりがちになるけれど、その日はなぜか一汗かく選択をした。コンクリの段を5階までのぼったところに、ふと見ると仰向けのクマゼミ。

「こんな所で寝そべったら踏まれちゃうよ」と拾い上げた瞬間、思いがけず「じじじ」と覚醒。わっ、気がついてよかったね〜。夏のシンボルが踏まれて死ぬなんてふさわしくない!!

小刻みに羽ばたくクマ公を両手に包んで6階までかけ上がり、風よけの平らな場所に置いてやる。

手を離れてから少しのあいだ体勢を整えるように歩き回った後、今度は力強く「じー！」と叫んで高く飛び立っていった。下の木々を目指したのかと思いきや、軽々と越えてはるか向こうのビルの屋上へひとっ飛び。堂々たる見事な飛びっぷりだ。着地したらしいのを見とどけて、非常階段を後にした。

セミの長距離飛行に立ち会えたのは初めて！光栄ですわ。
夏の間にたくさん子供をつくってね。

2015/8/14

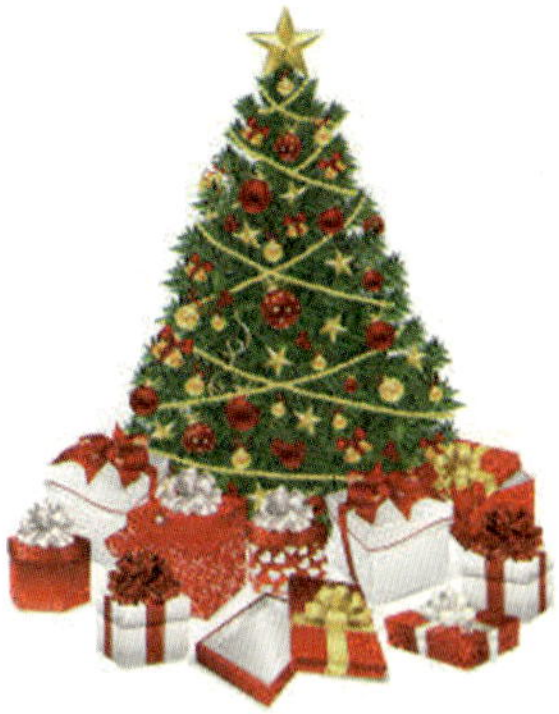

クリスマスライブ

話は二年ほど前の秋にさかのぼる。マンモグラフィを正しく読影するためには認定制度があって、B以上は「正しく読めます」のお墨付きをもらう。5年ごとに更新テストを受けて、一定の成績を保たないと「ランクA」を取り消されてしまうので、ぶつぶつ言いながらも受け続けている。この更新テストを受けに行ったときのこと、試験場で「薫さん?」と呼ばれ振り返った。

一瞬誰かわかんなかったが(ごめん…)、大学時代に所属していた「現音:現代音楽部」の後輩だった。聞けば彼はまだ佐賀にいて、現音の同窓会ライブを毎年12月の第三土曜日に開催しているそう。テストの後、ひとしきり思い出話に花を咲かせて、帰り際に「今度ぜひ」と誘ってくれた。

その年の会は、先約の講演とぶつかっていて参加できず、昨年は行く気満々だったけど、その前夜に大きな迷い犬を保護したもんで、やはり行けなかった。

(その子の話は追ってまた…。心配しないで、ハッピーエンドです!!)

2年連続で参加が叶わず、なんとなく出鼻をくじかれていたところに、先日大学時代の同級生から卒業後初めて電話をもらった。

当時やはり現音にいて、所属のバンドは違っていたけど、何度かセッションをしたことがある彼から、

「今年は一緒に出ようよ」との素敵なお誘い。

行くんじゃなくて出るんか…、出れるんかなあ。でもなんか楽しそう！

そう思うと、もういてもたってても断れない。

今度こそ、たとえ大蛇を保護しても、行く。

そして…出るぞ〜〜!!!


さっそく曲を決めるために再会することに。

今年のクリスマスはなんだか楽しそうです♪　つづく

2015/8/23

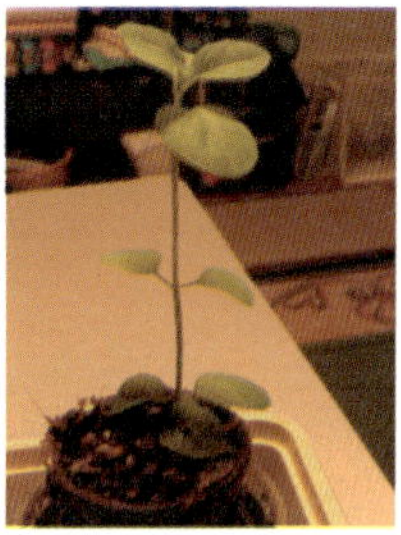

二代目

よくデザートに乗ってるペパーミントのきれっぱし。

その日のディナー、ブリュレの上のミントはちょっと大きめだったので、いつもみたいに食べちゃわないで、水に浸したティッシュに包んでお持ち帰り、小さなお皿に水栽培をしてみた。

と、これが何日経っても枯れずに、とってもちっちゃな双葉がてっぺんから顔を出した。

「なんて強い子かしらん」と本気で育ててみる気になり、土の代わりにぴたぴたに湿らした脱脂綿を敷いてみたら、今度は白い根っこを伸ばしてきた。反応してくれるね〜。

さらに双葉も根っこもどんどん出てくるので、数日ごとに少しずつ土を混ぜる割合を増やして水栽培から「離乳」に成功。見事に一人前のミントに成長した。

それから5年以上、茶々丸の部屋で繁殖し続けたミントだったが、あるできごとを機にその生涯を閉じることになる。

ふと見れば鉢の中、10㎝くらいの丈の真っ白なきのこが生えている。

えっ、どちらさまですか？
ほんとに白くてまっすぐで、きれいっちゃきれいなんだけど、本来生えるはずないモノなんで、見つける
たびに抜いていた。そのせいかどうか、4－5本目を抜いた頃から、それまで絶好調だったミントの調子
が一気に振るわなくなり、一カ月くらいの間にみるみる枯れ始めた。
先端に向かって日に日に茶色くなっていくミントをながめながら、あの日生クリームの上から生還した
雄姿を振り返ると、もう一度継代してみようと思い立った。
まだ青い先端の葉っぱを切り離し、かつてのお持ち帰りの最初から、また同じステップをたどること
約1カ月…。
強い子の子はやっぱり強かった!!
今や先代のかたき、白きのこと同じくらいの背丈に育ったジュニアは、土の上ですでにミントの芳香を
放ち、文字通り「双葉より芳し」を見せつけている。
草にも虫にも、いのちたちから教わることは多いなああ。

2015/8/29

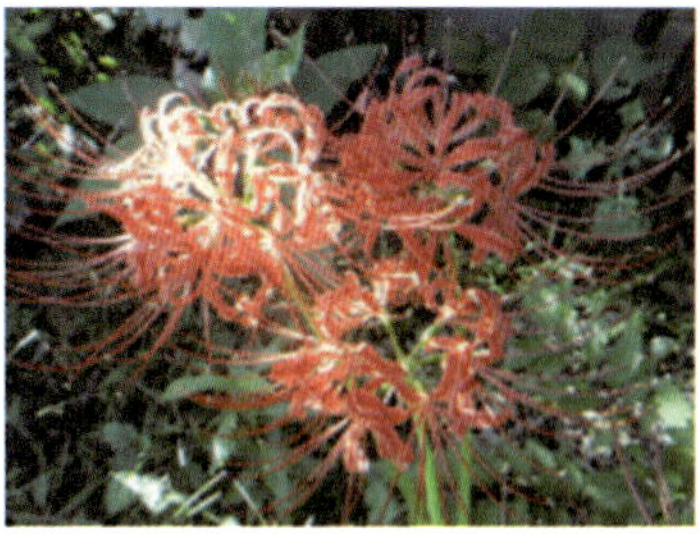

夏休みがやってくる

クリニックでは日曜だけが休診で、土曜も祝日も「通常営業」である。のべ20年以上も国公立病院に勤めて「週休2日＋祝日休診」がしみついているわが身には、かなりハードな転換であった。

金曜日ともなればゆったりとした気分で夜更かしする癖がなかなか抜けず、頭でわかっているのに、ついつい遅くまで遊んでは土曜の朝に後悔、をくりかえしていた。

年末年始の休みも本来は三が日だけ。幸い（！）クリニックが入っているビル自体が大晦日は閉鎖するもんでしかたなくクリニックも閉まるが、「代りにその週の日曜は働こう！」という驚きの習わしあり。怒涛の10連チャン勤務でぐったり年の瀬を迎え、4連休はあっという間に終わる。

これに比べれば夏休みは自由度が高く、7月から9月の間に5日の休暇を取れる。日曜とくっつけて6連休にするもよし、ちょびちょびと小出しに分けて使うもよし、普段の勤務体系からすると、ちょっと嬉しいリフレッシュチャンスである。

企業によってはゴールデンウィークやシルバーウィークに加えて、盆や正月も10日くらい休めちゃう所があるらしいが、そんなに続けて休んだら二度と出勤したくなくなりそうで、羨ましさ半分未満、こわさ半分以上。

5日間のうち、2、3日は単日で取り、残り2日は土と月にあてて2泊3日の旅。メンツはいつもの熟女(と言わせてもらいます)3人組で、姉貴分のM女史と妹分の佐賀医大同期のN子と決まっており、毎回やや身の程知らず的予算を計上して、贅沢なときをすごすことにしている。

今年はもともと山口方面まで足を延ばして、よさげな温泉宿での連泊を予定していたのだが、くだんの老犬茶々丸を2泊も放っとくわけにはいかず、M女史の提案でプランB「市内ホテルのスイートで贅を尽くすコース」に変更してもらった。
それならチェックインは夕方だし、なんなら翌日もちらっと様子見に帰れる。遠くの湯船で悶々とばあさまの体調に想いを馳せるより、なんぼかくつろげる、ありがたい代案だった。

さあ、いよいよ夏休み本番…って、巷はすっかり涼しくなって、秋の虫たちが終日りんりん鳴いてるけど、夏休みを取るまで、わたしの夏は終わんない。

2015/9/11

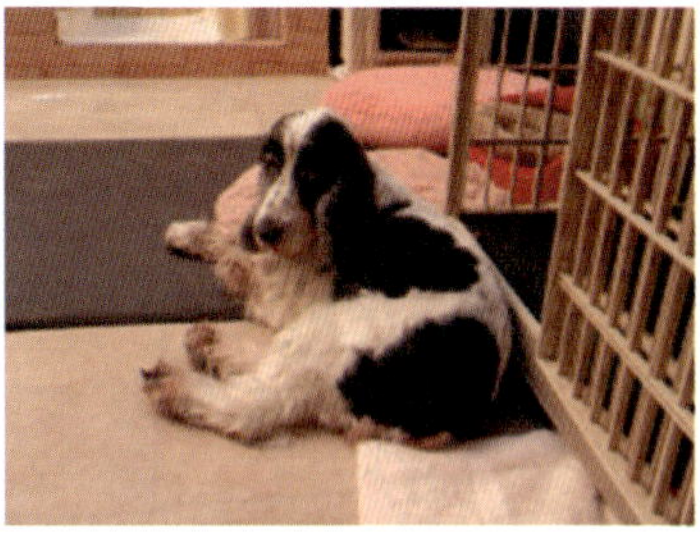

茶々の乱

空気を読むというのは重要なコミュニケーション能力の一つである。「今はこの話やめとこー」とか、「私ここにいない方がいいよね」とか、私たちが日常茶飯事に使いこなしている、あれである。英語ではなんていうのかな。直訳の「read the air」なはずはなく、「feel the atmosphere」ってところか？正解は「sense the atmosphere」で。いい線いってた。

これはなにもヒトだけの資質ではない（ないヒトだっている…）。キッチンや押し入れでこっそり暮らしたいはずのゴキブリやクモと遭遇したとき、彼らは一瞬で「見つかっちゃった空気」を読み、じーっと様子をうかがっている。どうかすれば命にかかわる緊急事態だから、彼らにとって「空気読解力」はサバイバルの必須アイテムにちがいない。

老犬茶々丸も、最近甘やかされてる空気をひしひしと感じているらしく、絶好調でイキイキとしている。そしてわがままにもなってるようで、あんなに何でも喜んで食べていたのに日ごと好き嫌いが激しく、今や一旦口にいれても嫌いなものだけピンポイントで吐きだすワザも身につけた。これについては、みじん切りの人参だけきれいに残す人いるでしょう、あのテク級である。

ある日の夕飯で、あと一切れだけリンゴを食べなよ、と背中をつかもうとしたら「キャン」と鳴いて噛むまねをした。驚いて手を放したら、もう一度パクンとしてみせて、まるで「やなことすると噛むよ」と言ったようだった。

すごいね、君たち動物。

「ここまでは許されそうだ」と感じると、ちゃんと調子にのる…

試しにもう一度同じように背中をつかんだら、やっぱりおんなじ反応をしたもんで、はい説教部屋送り〜。

まずはできるだけ大きな音がするように、茶々丸の代わりに床をバンっと叩く。目を見開いて「あっ、かあちゃんに向かってなんてことを…」みたいな顔をした。そのままじっと見つめてると、すっかりうなだれて反省ポーズ。まずい空気も十分に読める。ほんとに反省してるんか確認のため、再度背中をつまむと、まるで別犬のようにすり寄ってきて、所かまわずペロペロ愛嬌をふりまき、茶々丸のささやかな反抗期は終了。

わんこのかあちゃん歴は長いけど、キャラはまさに十犬十色で、こんなお説教されたお調子もんは初めてです。でも、甘やかされる毎日がとっても楽しいんでしょね、長生きしたまえ。

2015／9／27

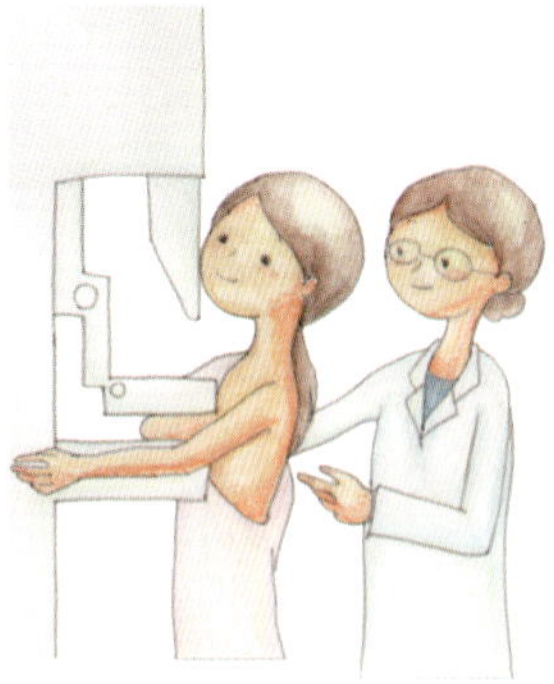

ブーム

ハヤリスタリはいつの世も、どんなものにもある。それとはちょっと違うけれど、ここのところ乳がん検診がまたブレイクしている。タレントの北斗晶さんが、自身の乳がん発症をブログにつづったというニュースが即日全国に流れて以来、世の女性は急に乳がんに関心を持ち、一斉に検診したくなっているのだ。

これまでも山田邦子さんやアグネスチャンさんなど、芸能人が乳がんを患い、見事これに打ち克って「早期発見、早期治療」の重要性をうったえてきた。そのたびに乳がん検診はブレイクし、どんな著名な医者や厚労省がしゃかりきになって「検診を受けましょう」と叫ぶよりもはるかに効果的だった。

しかし、残念ながらこのブームはけしして長続きせずに喉元を過ぎ、次の「ブーム」まで再び検診から遠ざかる人が多いのもまた事実なのである。先進諸国の中で、検診受診率がいまだに30%あたりをウロウロしているのは日本くらいであることを、どれだけの方がご存知だろうか。

で、ご多分に漏れず、今回も「検診ブーム」がやってきた。クリニックの電話は通販のコールセンター並みに鳴りやまず、いつも誰かしらが受診予約を取っている。
皆さん今度こそ、喉元すぎても検診の習慣は続けてね。

2015/10/9

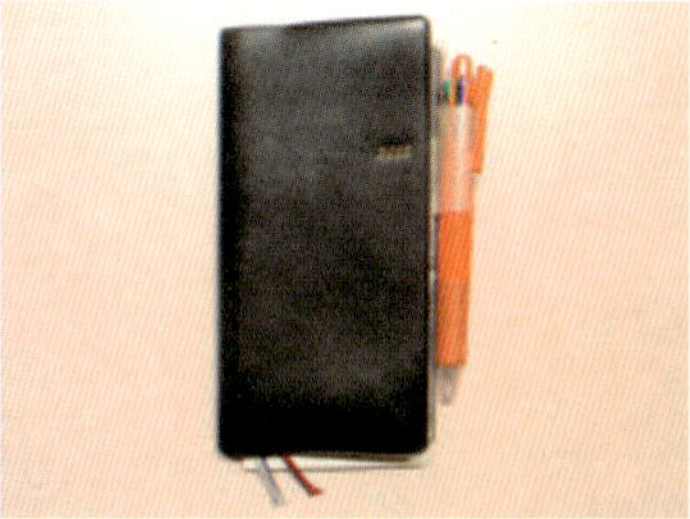

おっさんの手帳

10月も後半、本屋さんの店頭には2016年の手帳やカレンダーが所せましと並ぶ。最近はゲームや検索のみならず、スケジュール管理ももっぱらスマホ頼みという人が増えているらしいが、ガラケー族の中でも超保守派を自認する私は、携帯電話は通話、アラーム、ショートメールと、たまにカメラ機能を使うのみ。スケジュール管理は、いまだに手書きの手帳だけが頼みの綱である。そう、もう10年以上も同じ型番の手帳を購入していて、これがかなり女子力の低い無愛想な手帳なんである。

それを見かねてかどうかはわからないが、年末が近づくと患者さんとか飲み屋のママさんから、動物やきれいな風景がちりばめられた可愛らしい手帳を頂くことがある。なにかの折に黒い手帳を目にする機会があって「なんて残念な手帳」と見過ごせぬあげくのプレゼントなのかもしれない。

でも、可愛いのじゃだめなの。わがおっさん手帳は1年、1カ月、1週間が見開きになっていて、隅にイラストがないぶん満面に書き込めるし、公私ともの忙しさを遠近両方からながめられる。後ろには罫線のメモページがたくさんあって、移動中なんかに思いついたことをバンバン書きとめる（たまにすごくいいことを思いついたりする。とてもたまにね）。手帳ってそーいうもんでしょ。飾りっ気皆無のなか、唯一の図は主要都市の路線図で、これは出張時の頼れる助っ人である。そして毎回同じ型番だから、別冊のアドレス帳は最初から使ってるのに差し替えるだけ。

というわけで頂きもののガーリーな手帳は、茶々丸の健康管理用や叔母との連絡帳とかに使わせてもらっている。

さて、そろそろ来年版を買わなくちゃ。

2015/10/21

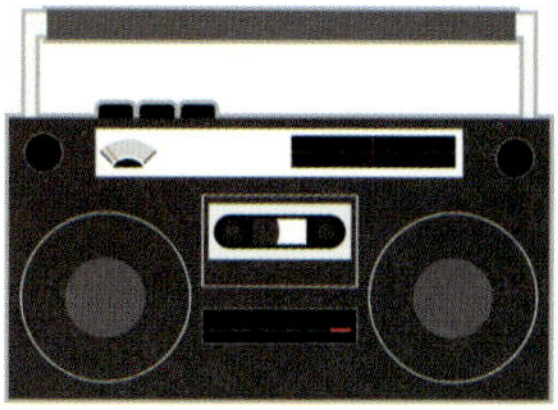

クリスマスライブの憂鬱

今日から11月、同窓会ライブの練習がいよいよ始まる。予定されている練習日はたった3回しかなく、きわめて不安。だって、ズブズブ素人の集団だった学生時代は、練習に費やす時間が半端なく多かった。まずライブでやる曲が決まったらカセットレコーダーで録音して、デモテープを作る。若人たちは、意味わかりますかー？ 今ならiPodに落としてメンバーにチャチャっと配信する、あの作業の20世紀版です。デモテープは人数分ダビングして、ミーティングのときにメンバーに手渡す。マイナーな曲だと楽譜が売られてないので、耳コピーをして楽譜に起こし、顔合わせまで自習。合わせてみてはまた自習、をひたすらくりかえして本番を迎えるのだった。

それが今回ときたら、まずカラオケボックスに行って、やりたい曲をキー調整して録音した。それだけでもすごい隔世感！翌日にはメールで送られてきて、各自ダウンロードしたらおしまい。あの頃のタイムロスがほぼゼロである。

自習するにもネットでいろんなバージョンが聴けちゃうし、歌詞を検索すれば一発で出てくるし…なんて時代だ！

おまけに今回の楽器メンバーはみんなセミプロなもんだから、初見で弾けちゃう人々ばかり。本当は「3回もいらねえ」って思ってるに違いない。足を引っ張るヤツがいるとしたら…それはわたしです。

12月19日が近づくにつれ、浮かれ気分が溶けて流れて正気になっていくのでした。つづく

2015／11／1

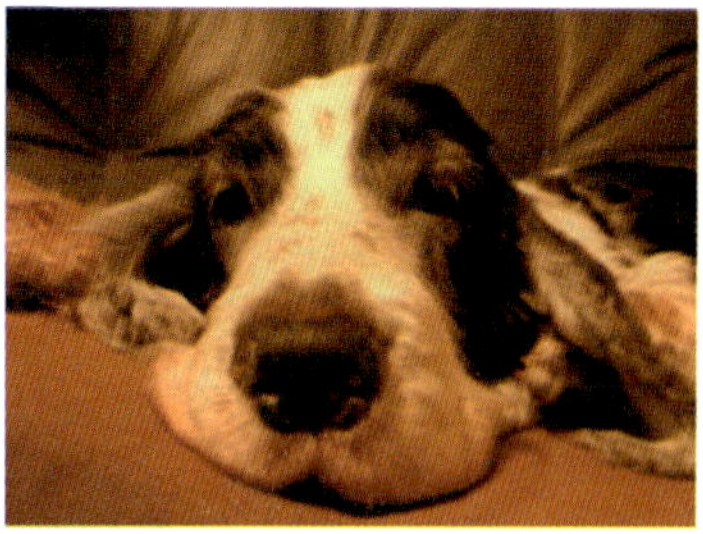

一病息災

13歳（同犬種の平均寿命は10歳）の茶々丸は、体調にも日々ムラがあり、終日寝るだけと思えば、翌日は別犬のように暴食する、のくりかえし。この先何十年もあるわけじゃないから、「食欲も一期一会」とばかりに欲しがるものを欲しがるだけ食べさせる生活がどれくらい続いたろう？

ふと気づけば、よく食べよく飲みよくおしっこをする。いくらなんでも「飲みすぎ・出し過ぎ」じゃないかと不安になるくらい。そして、こんなに食べるのに太らないのは、年のせいじゃないよね…。

悪い予感が的中、定期検診で糖尿病が発覚した。

空腹時血糖が450って!!!

高血糖のせいで多尿→脱水→便秘→きばりすぎて出血→消耗…と不調はすべて糖尿スパイラルだったんだ。

保護者として心当たりがありすぎる。生活習慣病は人間だけのものにあらずか〜、と猛省しきり。しかも動物の血糖コントロールは経口剤じゃなく、もっぱらインスリン注射だそう。そんなの老犬にはかわいそすぎる！

茶々よ、ほんっとごめんね…。

罪滅ぼしにと一念発起。徹底的な低糖質食で、おしっことともに大量に逃げちゃった糖分（カロリー）を蛋白や脂肪で戻してやらにゃ…。

尿検査テープを購入し、朝晩尿糖をチェックしながら、インスリン量を調整する。脱水や便通の乱れも糖尿増悪の大敵だから目を光らす。

毎食の献立は、少な目のドライフードに、低糖質の豆類や肉や野菜にたっぷりの茹で汁をかける。便秘予防にヨーグルトもね。朝晩それぞれ260カロリーくらいと、留守中の低血糖防止におやつ100カロリー。少し多めのカロリー設定で、失った体重を取り戻すんだ〜。

あれから2週間。8.5kgまで落ちてた体重は、9kg台を回復し、空腹時尿糖はほぼ陰性化した。

走ったり遊んだりの場面も増えてきて、何だか若々しいぞ、ばあさん！

「いのちは食べたものでできている」っていうのは、けだし名言。

夏以降、マメに定期検診を受けるようになってたおかげで糖尿病が見つかり、治療のための食養生が茶々を前より元気にしたみたいだ。

老犬万事塞翁が馬、なんつって。

2015/11/10

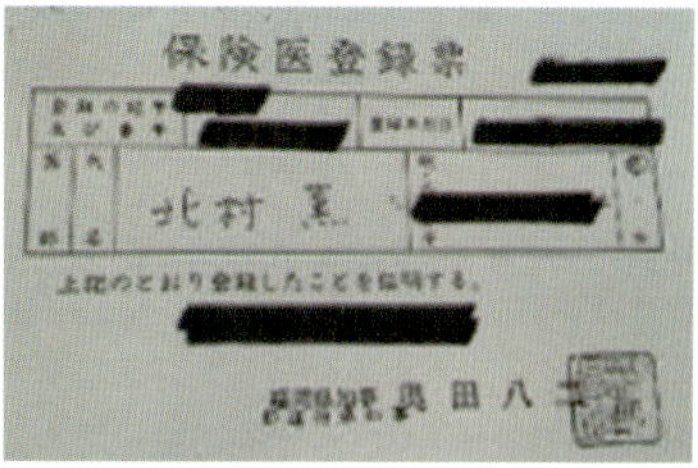
保険医登録票

[redacted]

北村　薫

[redacted]

上記のとおり登録したことを証明する。

[redacted]

奥田八二

本当にあった〇〇な話

今から半世紀以上も前のこと、生まれる前は（心音が大きいから）男の子だと思われていた。父は大喜びで男の名前しか考えてなく（この後日談で、かなり父が嫌いになった）、生まれてみれば丸々した女の子で、いくつか用意した候補の中から、男女両用の「薫」になったそうな。

小学校に上がると、近所のお寺番のおうちの男の子とよく遊ぶようになり、こっそり本堂にあがりこんでは、何十枚もある座布団を積み上げて基地を作ったり、それを投げ合ったりして激しく遊んだ。なので、あきらめが悪い父からは性懲りもなくちゃんばらセットやミニカーを買い与えられたけれど、さほど抵抗なくそれらで遊びもしたのだった。

さて、医師国家試験に受かると、医師免許証とともに保険医登録票が交付される。どの医療施設に就職するときでも、この二枚は本紙を持参して、コピーが保管されることになるのだが、この保険医登録票でひと騒動。

私の性別は当初からずっと「男」だった。研修医時代も含め、何ケ所も病院をかわったけど、「北村　薫、男性」として、だったのである。

確かに外科業界は今でも圧倒的に男性医師が多い。まして30年前は外科のカオルと言えばたいがい男で、学会で登壇すると「あっ、女医さんでしたか」と言われることもしばしばだったほど。

もちろん本人のぼんやりが一番いけないんだが、そこここの医事課でだれひとり気づかないなんて…。原因の一つは、まちがいなく薫って名前だ。これが花子とか美智子だったら、途中で一人くらい、九州厚生局のとんでもないまちがいに気づいたんじゃないかしらん。

先日、当局から正しい登録証が届き、29年間知らず知らず「男性医師」として働いてきた私は、やっと正真正銘の「女医」になったのでした。

皆さんの身分証明書は大丈夫？

2015/11/16

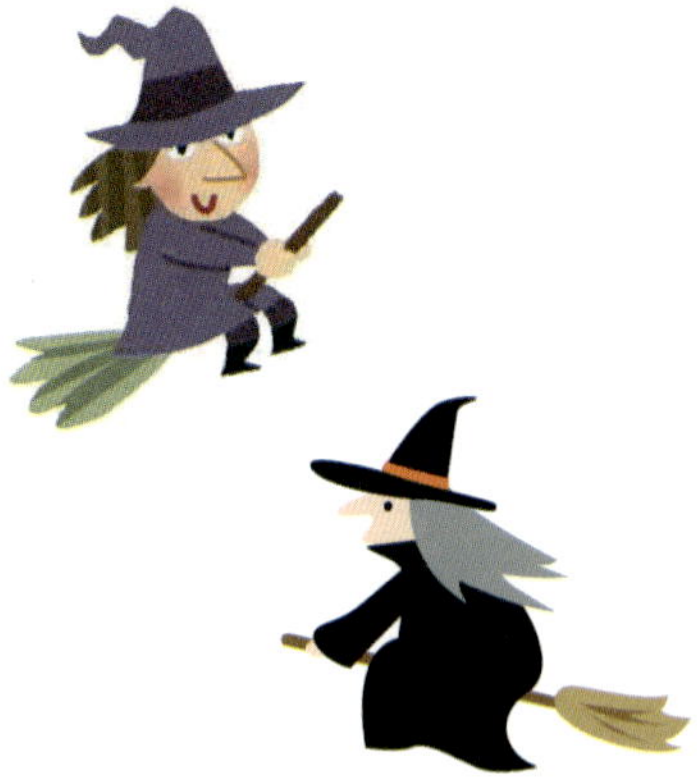

魔女の引っ越し

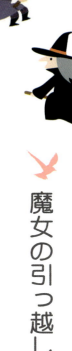

80ウン歳になる母が越してきた。現在、すでに同居している80ウンウン歳になる叔母の妹である。ふたりとも身体はそこかしこガタがきているようだが、口は必要以上に立つ。仁王立ちと言ってもよいくらい。そして、ほうきにこそ乗らないが、杖を使ってカーテンをシャーっと器用に開閉する姿なぞは、立派な魔女である。

よそのお年寄りにはいい人でいられるのだが、うちの魔女たちはとびきりプライドが高い。頼みごとがあっても、あくまでも指示するかのような風情の物言いなので、こちらもつい癪にさわって要らぬエネルギーを消耗することになる。

そのくせ、話は年齢相応に長編。患者さんのなかにも、胸のしこりを見つけたいきさつが「孫の受験」から始まるつわものがいるにはいるが、わが家でもそれに近いエピソードはことかかない。だから質問するときはなるべくイエスノー形式をこころがけるのだけど、期待通り簡潔に済むことはまずなくて、「あーそれはね」とまったく「それ」じゃない話が始まったり、「なんでそんなことしなくちゃいけないの？」

などと的外れな急襲に遭ったりで、家の中なのに少しも油断なんないのである。

加えて魔女同士の摩擦係数もけしてゼロではないようだが、血のつながりとはありがたく、どんなに激しくやり合っても一晩寝ればリセットできるのは本当に摩訶不思議、これぞ魔法のようなもの。

魔女たちとの珍生活がどうなることやら想像もつかないが、いろいろさておき楽しむ秘訣はどんな魔法もままならず、地道な努力あるのみ、かな～。

2015/12/3

お祭りさわぎ

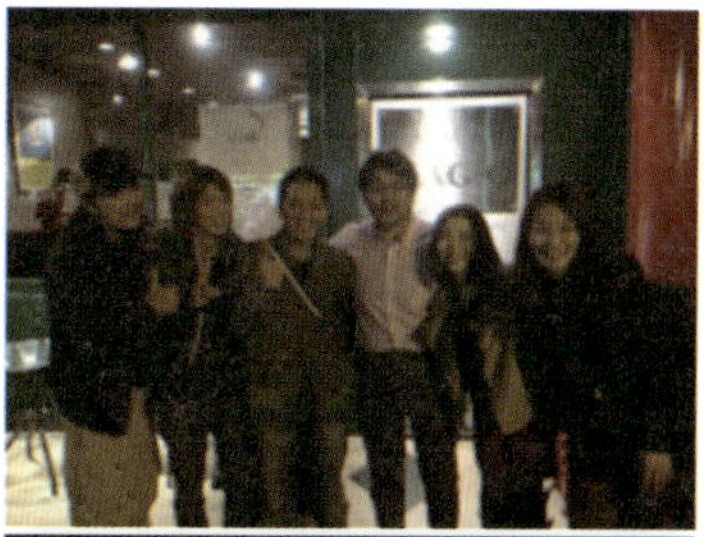

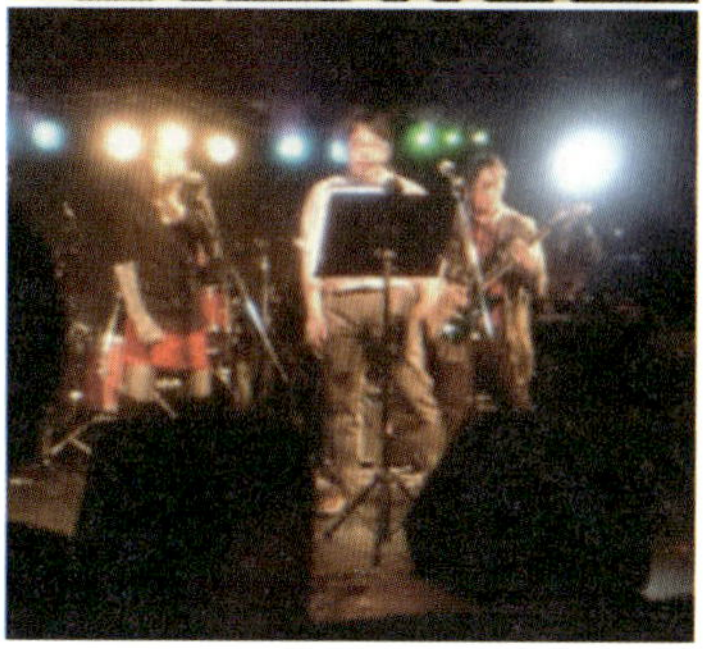

▲左におります

佐賀医大同窓会ライブの日。直前まで明かされなかったバンド名は
”5人のおっちゃん フィーチャリング Kaoru“
えっ、名前は凝らないんだ…

昼すぎに佐賀入りし、会場に隣接するスタジオを2時間ほど借りて、11月以来最初で最後の音合わせをした。楽器のスタンバイを始めてまもなく、キーボードのあやちゃんが「なんか、ピンチかも」と静かにSOS。

「電源入れたら静電気がビリってなったの。で、液晶がつかないの」

だとおおお!?

後半盛り上げまくるつもりの「六本木心中」の早弾きイントロは、あらかじめ録音しておいたのを流すのだけど、それが使えない。加えて「この曲はこの楽器音で」と登録したデータも液晶がつかなきゃ使えないんだって。

そりゃ大ピンチですがな！

ま、極めて前向きに考えれば、本番前にトラブルがわかってよかったんだけど、さあどーするどーする。

そこはさすがのセミプロたち、イントロのフレーズを使わないで済むように、メドレーの順序を替えたら、と、すぐに立て直し案が出るには出たが、せっかく準備したあやちゃんはすごく残念そうだし、実際あのイントロがない六本木心中じゃ、なんか物足りない。


う〜ん、そんなら…

「あのお、メロディーラインは私が弾きましょか。」むずかしいのはもちろん即興で弾けやしないが、イントロの単音弾き16小節くらいなら昔取ったなんとやらでなんとかなる。2回合わせたところでタイムアップ。

は〜あ、ここでもギリギリガールかよ…


ほどよい広さのライブハウスは、開場とともにほどよく混雑してきて、懐かしい顔を見つけるたびに、みるみる大学時代にタイムスリップしていく。


同級生や当時のバンドメンバーも駆けつけてくれて、いよいよ開演。

4期生の私たちはトリ前で、お客も十分に温まって良いあんばい。

くだんのイントロは左手にマイク、客席にお尻向けたまんま16小節弾き終わりざまに振り返って「ワンツースリーフォー！」とシャウトからギタ〜♪

歌って踊って合間に少し笑わかして、波乱ぶくみのお祭りさわぎはなんとか無事に終了。

ステージに立つと何かが降りてきてちょいと違うキャラになるのは、年月が経っても変わりゃあしないんだって再認識したカムバックライブでした。

2015/12/21

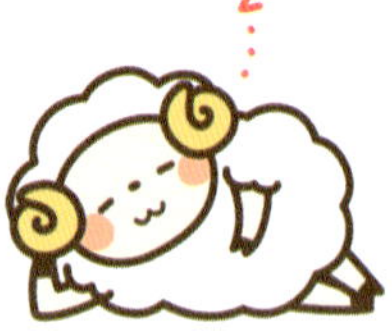

真っ赤なウソ

今年の「お祭りごと」はすべて終わり、あとは新年を待つばかり。

皆さまいかがおすごしですか。

すでに休暇に入っている方もいらっしゃるでしょう。いーな。


同窓会ライブで再会を果たした、当時高校生だった元メンバーは愛娘同伴。

ん〜感慨深い。昔の仲間はいいもんです。「再結成して来年は一緒にステージへ！」と約束も交わし、
実り多き佐賀の一日だった。んだけど…

すぐにメールが数本。

「見たよ、ミニスカート！」

「きゃー、先生がスカート」などなど…

はあ〜、???んな覚えないけどお。

もいちど写真をじろじろ見ると、はっは〜。

真相は、こうです。

12月だし、佐賀の夜は寒い。

裏起毛のスキニーパンツにロングブーツだな。

いやいや、だけじゃ寒いか。あとは重ねようってこれまた裏起毛の古いタイトスカートを取出し、ぐぐいっと胸のあたりまで持ち上げて腹巻にした。

あったかい!


なんせ、ついこないだまで「男性医師」だった私ですから、しかもライブ中は暴れるつもり満々なのに、ミニスカートなぞ履くわけありませんわ。

それにしても、もしほんとにスカート履いてたとして、わざわざ「履いてたね!」って…そりゃクレームか!?

それでは皆さま、佳い新年をお迎えくださいませ。

もーすぐおさるとバトンターッチ♥

2015/12/28

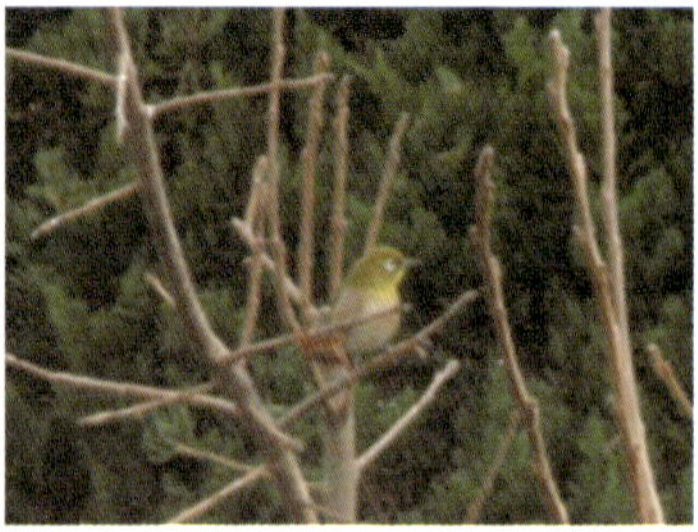

バードウォッチング

新年あけましておめでとうございます。

今年のお正月休みは4日間。

大晦日は普段より少しだけ掃除に励む。茶々や猫たちが自室の窓に「ご飯ちょーだい！」とへばりついた際に飛ばしたハナミズがこびりついてるのを「きったね」とか言いながらゴシゴシふき取る。汚いけど、いろんな高さに飛んでて、なんかかわいい～夕方から、わが盟友M女史邸で年越し会のお招きに与り、大学時代の親友N子も交えて大いに飲み、食べ、語り、あっという間に一日目が終了。

元旦は昼から、これもM女史主催の恒例新年会で、女史が実家のお正月料理を再現して帰省した弟夫妻と息災を祝う席に女史の友人、N子と私が招かれるという縁起物の宴にて、二日目も終了。

と、前半は竜宮城さながらに過ぎていき、少し正気にもどる1月2日。

いったい何年経てば、出した年賀状と届く年賀状がピタリと一致して、「わっ、この人出してない！」なんて慌てずに済む日がやってくるのか。いや、きっと来ないね。
正気に戻ったとはいえ、さすがにまだのんびりモードは続く。

茶々と、うち猫3匹そと猫4匹の朝食が済んでほっと一息。庭の木々に遊ぶ鳥たちの朝ごはん風景を眺めていると、まず20羽くらいのスズメのグループが、そのあとメジロが数羽やってきて新芽や、撒いておいたお米をついばんでいる。かわいらしい横顔ショットを皆さんにもおすそわけ。
今年は、忙しくてもこんな余裕を持ってすごしたいものです。

2016/1/5

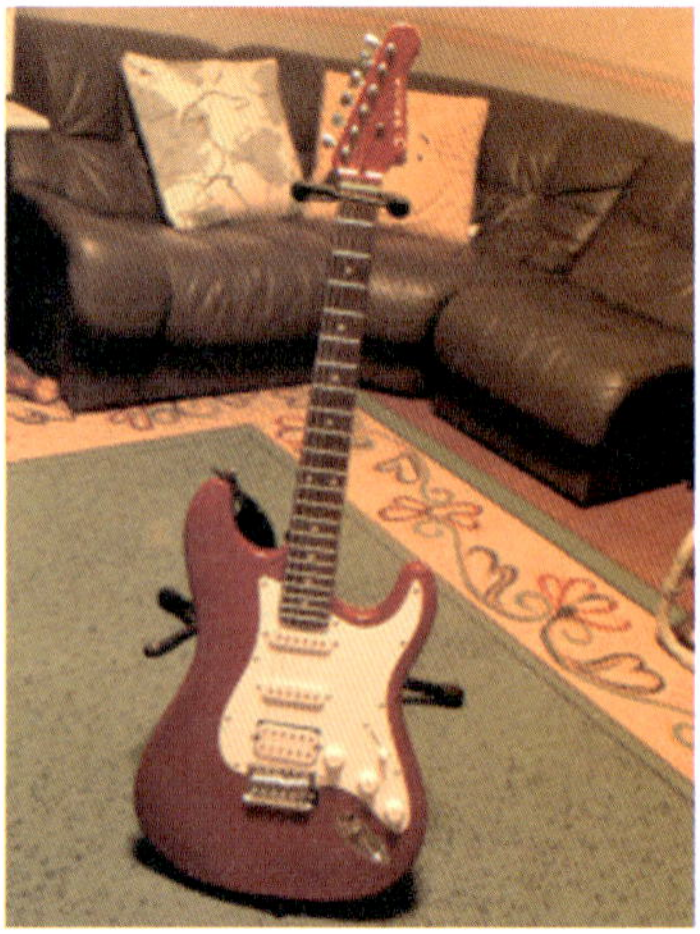

買っちゃった

時間ができたら何しよう？
だれもが一度はつぶやくひとりごと。
私も何度となく、もう少し時間ができたら…と妄想しながら今に至っている。

4月から福岡市内の貝塚病院に移籍することになったので、
この妄想が再び頭をもたげてきた。
とはいっても、乳腺外科を新設するのだから、忙しいには違いないんだが、過去2つの施設で乳腺外科を
立ち上げた経験から言って、最初からダーッシュ!!じゃない。はずである。

さて、何しよう…
習い事といえば、英語スクール、アゲイン？
いやいや、あれもきりがないからなあ。

たまに来る外人の患者さんに説明できるくらいで、良しとすべし。
料理、着付、、、そーゆーのは、ないな。
で、やっぱ大好きな「音」に想いが馳せる。
全然ゼロからの楽器に挑戦する最後のチャンスかも、
なんてウズウズしちゃうのだった。
ややむちゃぶりながら、あながち間違っちゃないでしょ。
根底にはもちろん、年末のライブをずるずる引きずってる自分がいる。

で、じゃじゃ〜ん♪
赤いエレキギター、買っちゃった。

2016/1/16

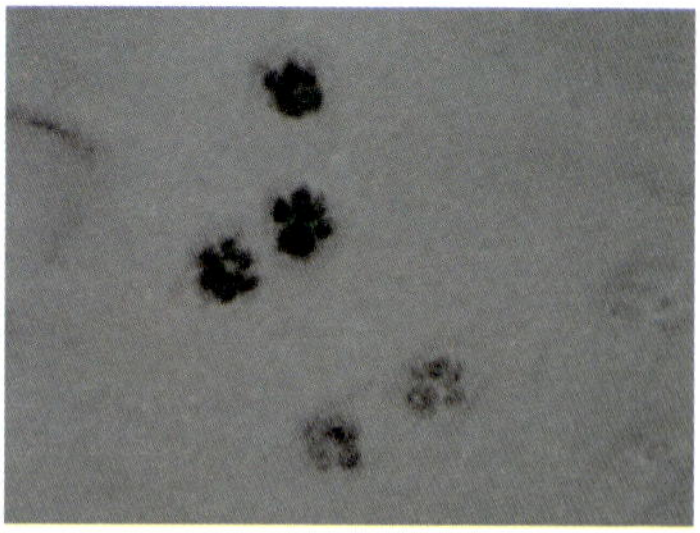

雪のあとさき

ようやく雪が解けたのに、2月に入ってまた寒くなってしまった。

ガレージでは水道も飲み水も器ごと凍ってしまい、外猫たちにとってはさぞかし厳しい冬と心配していたが、大雪の最中も、雪が溶けて日常に戻ったあとも、外の猫たちは中の犬たちほど震える様子もなく、いつもとほぼ変わらない暮らしをしていた。

そもそも家にこたつがないので「ネコはこたつで丸くなる」という場面を見たことはないのだが、世間の噂ほど寒がりじゃないってことがよくわかった。

雪が積もった朝、ごはんをあげにいくと可愛らしい足跡がそこら中に行ったり来たり！

新しい足跡は黒い石畳の色、ちょっと前のは白黒混じりで、夜半の跡は降り積もった雪の色。

時系列の足跡3種、わかりますか？

雪積む朝に　猫の往き来る石畳　色たがえたる肉球あとも　いとをかし　少々納言　なんつって

2016/2/3

<日本リンパ浮腫学会 設立総会>

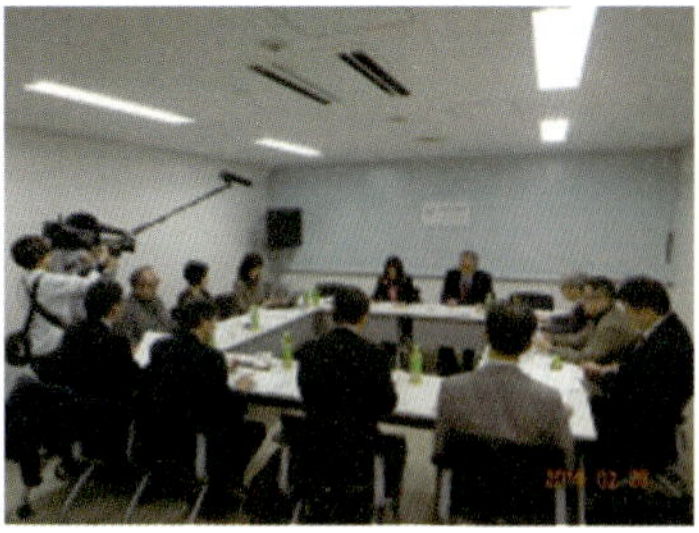

日々これ特急

すっっ…かりご無沙汰してしまいました。

よく「２月は逃げる、３月は去る」と申しますが、ほんとに毎日がびゅんびゅんと過ぎていきます。ここのところ、小倉の講演を皮切りに折尾→佐世保→平戸ツアーやら、永田町あたりをぐるぐるツアーやらと目まぐるしく出張が続き、それぞれの準備に追い立てられていました。

その間にも、４月から移籍するための準備が、目に見えるモノ見えないモノいろいろとあり、目まぐるしいったら。

そんな中、ついにリンパ浮腫治療が包括的に保険適用となり、満を持して「日本リンパ浮腫学会」が設立されました。これまで、乳癌学会、婦人科腫瘍学会、なんとなくどの学会でも端のほうにいて、けして主役になれなかった「リンパ浮腫」が、初めて正真正銘のセンターを務める学会です。２０１６年度の診療報酬改定と抱き合わせで、リンパ浮腫にとっては２００８年度のリンパ浮腫元年に次ぐ躍動の年となりそうです。

２０１６／３／２

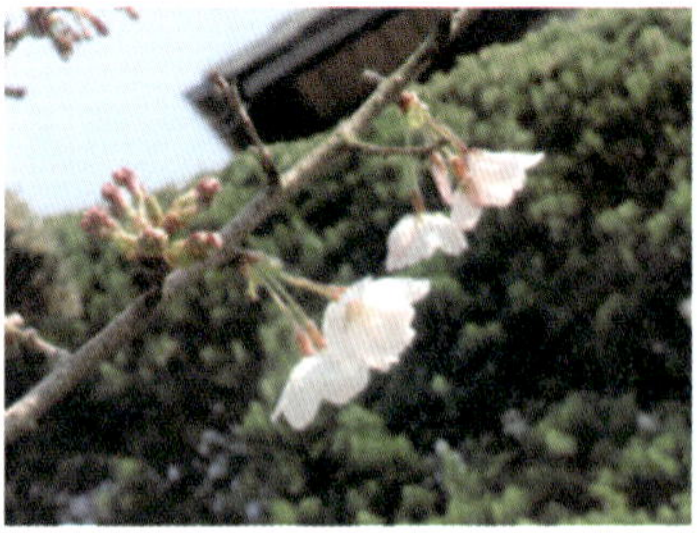

開花宣言

あっ…という間に3月も終わろうとしています。

移籍に伴ってブログもやめるのでは、と思われている方も多いようなので、そろそろ更新。


巷ではお花見シーズン真っ盛りですが、わが家で二度目の春を迎えた「桜子」は、やっと開花宣言が済んだばかりで、その後もひとつ、ふたつずつゆっくりと咲き、満開には程遠いのんびり屋。

パッと咲いてパッと散る潔さが売りのはずだが、うちの桜子はどうやらゆとり世代か。


月曜から調整日としてお休みをいただき、荷造りや荷解きに精を出すつもりが、合間に茶々の邪魔が入ったり、(クリニックの診察室にはまったく陽ざしが入らなかったので)久々の日なたにヤラレてぼんやりしたりで、一向にはかどらない。

ふと庭を見ると桜子以外にも、今年は一度しか収穫できなかった土筆たちがすでにスギナの群れになっているのや、こっそり芽を出したチューリップを見つけては記念撮影!とサンダルつっかけて走り寄り、花

ひと足先に啓蟄を迎えた虫は踊り出て、一斉に木が芽吹き花開き、桜ばかりがもてはやされるこの季節、庭ではいきものたちの花盛り〜。

粉のように飛散する集中力にわれながらびっくり。

2016／3／29

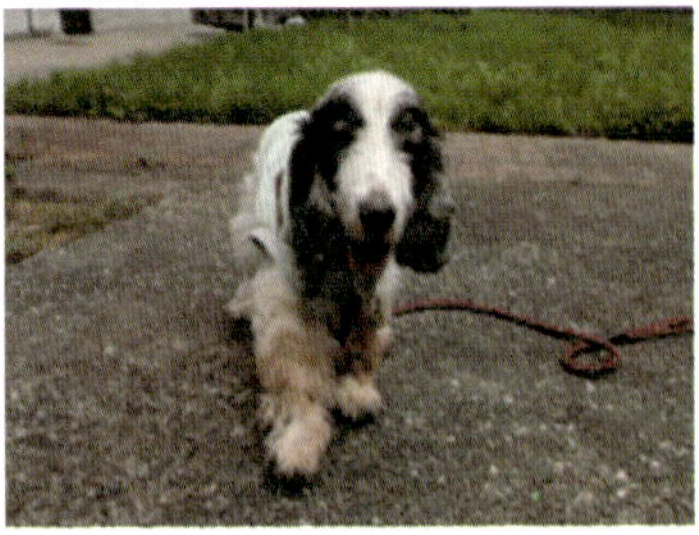

4月のあらすじ

ゴールデンウィークもまもなく終わりますが、みなさまいかがお過ごしですか。

先日訪れた友人から「4月は一度も更新してませんことよ」と冷ややかに指摘され、そういえば移籍してジタバタどたばたしているうちにあっという間にひと月が経ってしまった。

4月に移籍してから何をしてたかというと。
地下鉄の乗り換え分と始業時間が30分早い分、起床時間が1時間早まり、予約満杯の診療を終了すると17時にはまあまあ疲労困憊。幸い貝塚駅が始発なので必ず座れるが、寝つきがよいおかげですでに二回ほど乗り越した。
そしてたどりついた6年ぶりのゴールデンウィーク！（前任地では休日は日曜だけだったので、ただのウィークでした…。）しかも月曜は研修日を頂いたので、いきなり5連休を手に入れたのだった。

プライベートでは、現在拙宅はリフォーム中。屋根が腐ったり壁がひび割れたりで、せんかたなく「劇的ビフォーアフター」に着手したのであります。そうなるとあれもこれもそれも古びていて気にくわなくなり、なんだかすごい大改造になっちゃった。

それから、少しご無沙汰している方は尋ねるのを遠慮されるのだが、茶々丸はおかげさまで息災を続けている。昨年の夏に発覚した悪性腫瘍は分子標的薬がよく効いて、しゅんと小さくなったきりさほど育たずに今に至っている（業界ではStable disease, SDと呼ぶ状態である）。もちろん寄る年波には逆らえず、筋力が落ちてフローリングで滑って手足を傷めるなんざ日常茶飯事、糖尿も尿検査とインスリンは欠かせないが、好物限定で食欲良好、よく歩きよく眠り、主治医も驚くほど長生きしている。こうなると、なんとか「大往生」というハッピーエンドを願うのが親心。

……

そんなこんなで、あっちゅうマの新学期シーズンだったのでした。

P.S. 貝塚病院ホームページに乳腺外科の紹介が載りましたのでURLを添付します。

http://www.kaizuka-hosp.or.jp/guidance-of-medical/breastsurgery

2016/5/6

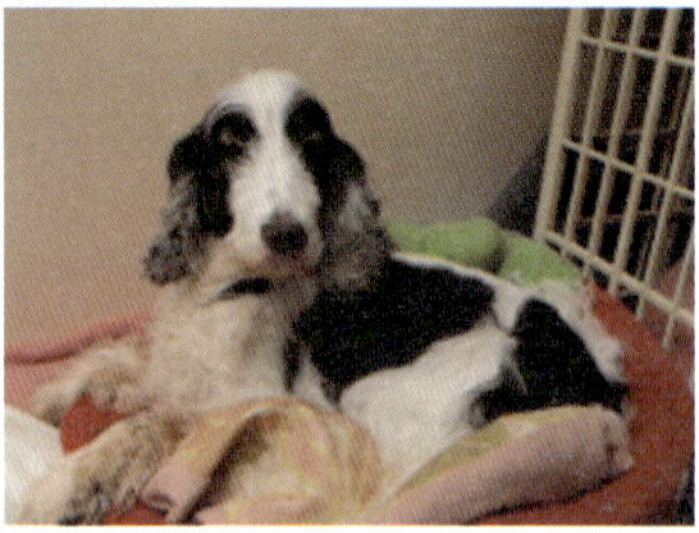
5日前の茶々丸

弔辞

13日、茶々丸は旅立ちました。亡くなる前日だって、大好きなチーズ蒸しパンやカステラを頬張るように平らげ、美味しそうに水を飲んで、見事なまでの大往生でした。

逝く日の朝も立ち上って自力でトイレを済ませると、ひとしきり歩き回ってからお気に入りのベッドに横たわった。私の出勤後はそのまま立つこともなく、叔母と母がスポイドで口を湿してくれているうちに、息をしなくなったと。

昨年の夏、便の変化で気づいた異変。お盆までと言われた予想をはるかに超えて、元気に新年を迎え、お花見も、リフォーム後のGWもずっと一緒だった。分子標的薬を40クール続けながら、必発と言われた副作用は全くでないまま腫瘍は小さくなり、あなたは発病前よりもっと元気になった。甘党がたたって糖尿にもなったけど、医者のかあちゃんを持つあなたは、尿検査とインスリンで日々管理され、獣医の先生も驚くくらいによくなった。

そして発病から10カ月あまり。あなたは同じ犬種の平均年齢を大きくうわ回り、私の願いどおり、大病のせいではなく天寿を全うした。

それでも、もっとどうにかできなかったかしらと何度も何度も思ってしまうけど、私なりの「精一杯」にあなたも精一杯応えて、「苦しまないで」をかなえてくれた。それが最高の贈り物。

ちゃーちゃん、どうもありがとね。ゆっくりおやすみ。

2016／5／16

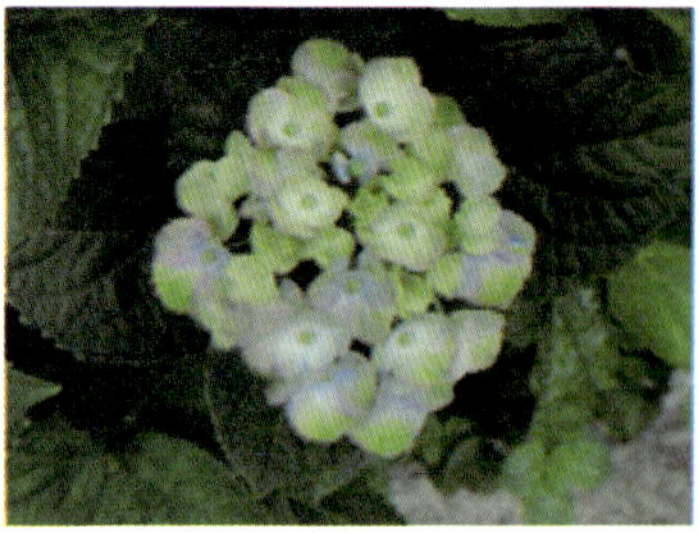

梅雨入りのころ

今年も梅雨の季節がやってきました。以前ご紹介した「裕ちゃんのあじさい」、覚えておいででしょうか(2015年7月)。中洲のママさんから「地面に植えて」と託された、あのあじさい。

わが家の額あじさいとは違い、部分的に淡い色をつけた後は、葉と同じ青い花のまま地植えにも馴染んで息災だったが、1月の大雪にやられ、雪を頂いた花ばかりか葉も茎も黒く縮みこんでしおれた。

タイヘン…

自然の淘汰とはいえ、ママさんに「預かりましょう」と大口たたいて連れてきたのだ。どのタイミングで里子の受難を伝えたものか、私は思い余って出入りの植木屋の若旦那に泣きついた。

若旦那は丁寧に「診察」すると、意外にも深刻じゃない感じで「ほんとに枯れましたかねえ」と首をかしげる。なんせ相手が植物じゃお手上げ、ここはプロがかもし出す「まだ生きてるかも」感を信じることにして、朝晩水をやり、肥料を盛りに盛って春を待った。

するとどうでしょう、枯れ枝から青い新芽がニョキニョキと、伸びて、葉が出て、蕾をつけたのである。

そして先日の梅雨入りに間に合わせたかのように、小さいながらいくつも開花してみせた。

彼らのしたたかな生命力に、ただただ脱帽する。

かなわないなあ…おかえり、裕子。

2016/6/8

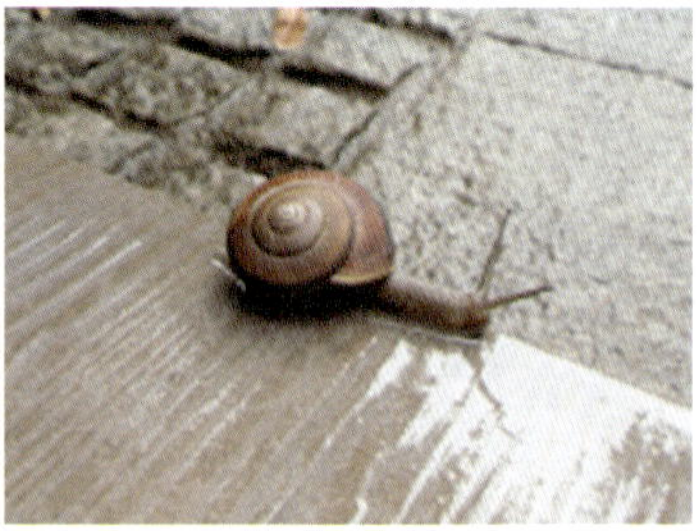

雨に歌えば

きょうの通勤は往復大雨。

しとしとなんてもんじゃなく、まるでスコールだった。

出がけに大柄のかたつむりとバッタリ。

庭では2種のあじさいが花盛りなので、「梅にウグイス」の発想で、あじさいの上に連れていってあげようと思った。

けど…

石畳をけっこうな速度で突き進む（まるでもう行先が決まってる感じだ）でんでんは、そーっとつまみ上げたくらいじゃ、石と真空にひっついていて、殻を無傷で持ち上げることは到底できなそうである。

この季節、私はでんでんに逢えば必ずつまみ上げて近くの大きな葉の上に置こうと試みては、恐るべき吸着力に負け、ただ通り過ぎてく後ろ姿を見送る、を毎年くりかえしている。

力比べはほぼ全敗なのだ。

（簡単に持ち上がる子は元気がないのかもしれない。）

でんでんは雌雄同体なので、もう一匹仲間を見つけたら繁殖ができる。
まだ見ぬパートナーを探してあんなに急いでるんだろうか。

進軍の勇姿がとてもくっきり撮れたのでPCの待ち受けにアップした。
けど…
このサイズならかわいいけど、大画面のかれは雨のせいだけじゃなくぬらぬらしていて、少し遠目のほうが大好きでいられる気がした。

2016/6/21

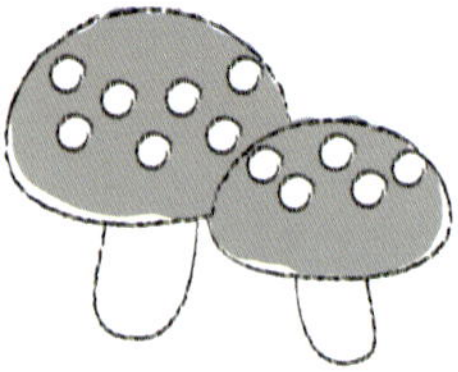

きのこの唄

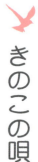

2年前、「たたかうおっぱい」を出版する際、出版元探しに売り込みにと奔走してくださった文藝春秋の元編集長O氏のお引き合わせで、作家N女史とのご縁ができた。彼女から拙著への熱い感想をしたためた手紙を頂いたのをきっかけに、食事をしたりメールのやりとりが続いている。

先日も「逆襲、にっぽんの明るい奥さま、文庫本が出ました!」と知らせてくれた。女史の文章は親しみやすくわかりやすい。着眼点がユニークで多様な視点を持ち、たとえ深刻なテーマであっても眉間にしわを寄せることなく読める作品をポンポンと生み出す、私も大好きな作家のひとりである。

くだんの出版報告を受けて

「おめでとう!やっぱ、出版記念のサイン会とかするんですか?」

「先生、私は、知ってる人しか知らない物書き。いわば森のキノコのような存在です」

「きのこ…芳香、旨み、増殖力と、時に猛毒。素敵です」

「ありがとう、炒めてたんと召し上がれ」

なんとも味わい深い交流ができる、きのこの友を持てる幸せ。

2016/7/5

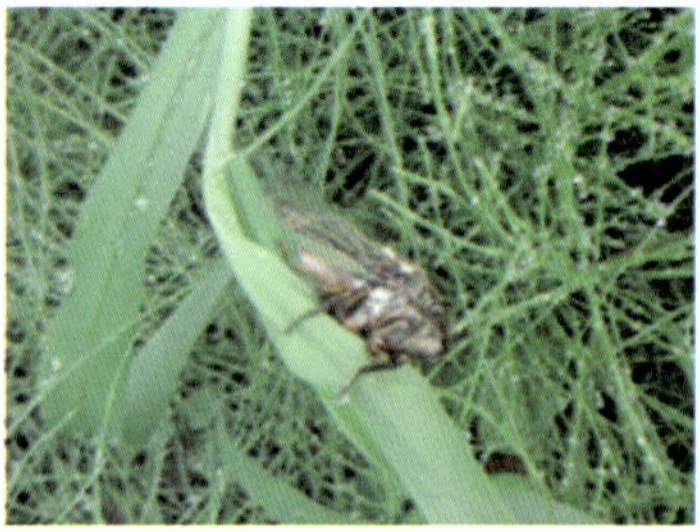

6月生まれのセミ

例年7月の手帳には「今日からセミが鳴いてる」のひとことが記されている。去年は10日、おととしは11日、その前は…というように。その声で「あー夏がきた」と実感するのだ。年々、初鳴きの日が少しずつ早くなっていってるのは、やはり温暖化の影響なんだろうか。

そしてついに今年は、6月30日の朝、生まれたばっかりのセミが朝露がきらきら光る草にしがみついてるのを見つけた。しばらく見ていたが全然動かなくて、生きてんの?と心配になるほど。体格も大きさも、いつも見慣れたセミと同様、がっちりと丈夫そうだが、目の色がまだぼんやりしているのだけが、この老けた若セミが「生まれたて」だと教えてくれる違いだった。

前の日からじりじりと暑かった続きで、真っ青な空の下朝から気温はどんどん上がってくる。そのまま出勤すると、貝塚駅前の公園では6月生まれのセミたちがもう合唱していた。

帰宅して、まっさきにあの草むらを見に行ったが、案の定若セミは生きていたんだ、いなくなってた。
翌朝から同じ誕生日のセミが数匹、ジジっと朝を知らせるなか、そのうちのどれかは昨日の子だろうかと、答えのない想像をしながら家をあとにしたのだった。

2016/7/14

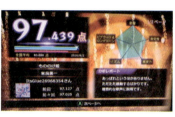

ウタの壁

猛暑お見舞い申し上げます。

連日セミの声が体感温度をさらに上げてくれる。

そういえば先日、ラジオの子供の質問に答える番組で「セミは夜は鳴かない」という解説があったそうだが、うちの庭では深夜でもセミが突如鳴いたりするし、一匹鳴くと他のも鳴きだして、夜になっても暑い暑い！


さて、人間は鳴く代わりに歌ったりする。

カラオケ文化が猛スピードで普及、進化したおかげで、
お酒を飲んだ勢いじゃなくても人前で歌を歌うことに抵抗がなくなった。

昨今はカラオケに精密採点機能がついて、「競技」としても楽しまれるようになっている。

ヒトはほんとに競うのが好きだ。

かくいう私も一度知ったら、これは負けん気に油を注がれるねー。

バンドでボーカルをはっていたくせに、一定以上は点数が伸びない。
どうやら95点あたりにぶ厚い壁がある。
そして採点後のコメントが、「もっと喉を開いてみたら」とか「高いところが苦しくない？」とかいちいち的を得てて、く、くやしい。

何回か試すうちに、機械が私の声を好きでないことを確信した。
ちなみに私の声は低くて太い。でもこりゃ直せないし。
で、ファルセットで歌えばどうだろか、と思いつき試したら…。
なんと、97点突破！
機械ってば、巷の噂どおり響く声が好きなんだ。
勝負曲見つけたり、と喜んではみたものの、
それが「もののけ姫」ってのは、ちょいビミョウ。

2016/8/2

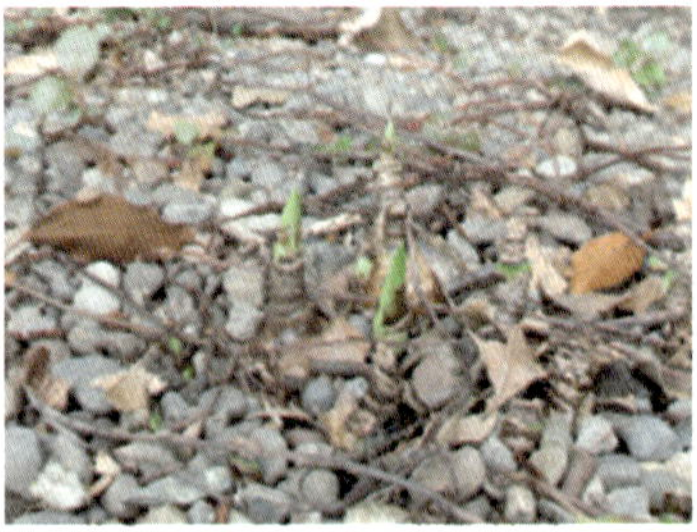

彼岸花、来たる

皆さま、先日の健康塾には、貴重な土曜の昼下がりにもかかわらず、たくさんの方にお越し頂きありがとうございました。

さて、あっという間に9月になりました。
昨日、通りすがりの100均ショップに来年のカレンダーが並んでいるのを二度見しちゃったけど、今年もあと3分の1になった…

庭では、連日の猛暑にうなだれていたあじさいがやっと息を吹き返して新芽が出始めました。自分で水を飲めない植物たちにとって、今年の夏は格別コタエたことでしょう。年々体感する温暖化の危機、国はちゃんと対策に取り組んでくれてるんでしょうかと、心配になっちゃう…
なんてね、わが家はリフォームの際に思い切って太陽光発電にしたもんで、ちょっとだけ大きな口をタタいてみました。

それにしても、こうも「日照り」が続くと、さすがに大きな木々も葉がまくれがちになり、まさに脱水症状。このまま枯れちゃうんか?と危惧するほどだったので、ずぼらな私も夜ごとたっぷり水まき大会、たまに夕飯食べにきた猫を誤爆して文字通りのとばっちり…ごめん。

そして9月と言えば彼岸花。地下でアラームでも鳴るんかと思うような正確さで、にょきっと顔を出します。でかいアスパラガスみたいな茎はずんずん伸びて1週間ほどで真紅に開花する。昨年より4日遅れて緑の頭を発見。

桜も顔負けなほどすぐ終わってしまう花だけど、秋一番の使者にWelcome back!

2016/9/5

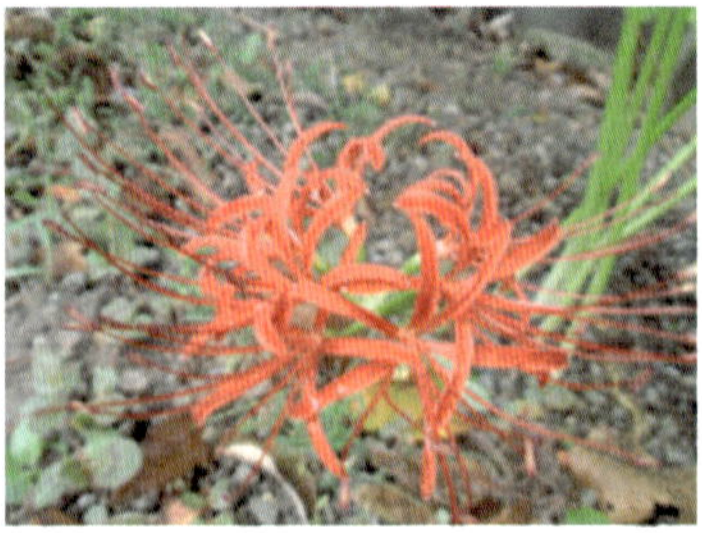

Hectic day（てんてこまいな一日）

年に何回か、「今日はきついぞ！」というスケジュール満杯の日がありませんか。17日はまさにそんな一日でした。

リンパ浮腫の保険収載が叶ったおかげで、厚労省後援の研修会は受講希望者が急増し、今年度は急きょ3回も開催することになりました。第2回目の初日がこの日。

よく使われる会場は新橋なので羽田からのアクセスもよく、日帰りは楽勝なのですが、今回は清瀬！（東京の西ぃ〜の方です）

羽田空港からは…（京急）…品川…（JR）…池袋…（西武池袋線）…清瀬と、2時間ほどかかり、空路も含めるとDoor to Doorで約5時間。

11時半に会場入りし、アポを一件済ませて12時から1時間の講義。

これだけならあとはのんびり帰ればよかったのですが、このあと福岡で2カ月に1度開くGIDのセカンドオピニオン外来が待ち受けていたのです。

外来は17時開始なので、遅刻は必至でしたが少しでも早く帰りたい。15時45分発の便を取っていたけど、幸い講義も押さなかったので「一便早く帰れるかも」なんて欲が出てきて、ダーッシュ！

頼んでおいたタクシーに13時には乗り込み、駅のホームを走り、階段を駆けおり、空港の動く歩道を競歩のごとく…。


搭乗機の変更は15分前まで。でもって15時17分前にカウンターに到着、よっしゃ。するとカウンターが混んでる…こりゃ無理だと思いながら一応並ぶ。1分前の表示が出たところで、私の前の女性はあきらめて列を離れた。次は私の番だが、すでに1分を切ってる。やっぱ無理だと思った瞬間、もう一つ窓口が開いて呼ばれた！セカンドよっしゃー。

人生投げたらアカン、ってことか。

で、「15時のに乗りたい」と申し出ると、キャンセル待ち6番目とのこと。くじけそうになりながらダメ元で変更便のゲートに着くと、空席待ち終了のアナウンス。うっそお、ここにきてアウトかよ〜

念のため番号札を係員に見せると、「あっ、お客様まで大丈夫です」と言われ、通された。よっしゃあぁぁ。

こうして不屈のネバリとまだまだイケる脚力が実を結び、おっきなおじちゃん2人に挟まれた席ではあったが、ようやく講義後にもらったお弁当にありつき、予定より1時間ほど早く病院に到着できたのでした。

外来も予定よりかなり早く終わり、20時すぎに帰宅。
いやあ、起床から14時間、文字通りのHectic dayでした。
そして、庭では彼岸花が咲きました。秋 has come !!

2016/9/22

隣組長就任の巻

どこにも町内の自治体があり、私の住む町にも隣組長の制度があって、これは持ち回りでやってくるお役目です。

「そろそろどうですか」と言われてから早1年、いよいよ私の番が回ってきた。1年制の地区も多いらしいが、幸いここは半年なので、私の任期は来年の3月まで。

日曜日の朝に、新旧交代の総会に出席した。町内会には地域ねこ地域に登録申請をする時に出たことがあったが、ほとんどのみなさんが毎回ちゃんと出席されていて感心しちゃう。

各地区の新組長紹介のあと、任務の説明を受ける。

まずは回覧板の管理。

月に2回ほどお目にかかるこの情報ツールは、申し訳ないがあまり関心を持ったことがなく、番地は近いけど徒歩2分以上かかる「お隣さん」宅に届けるのも、ふーって思う時もままあった。組長はこの始発と終点を請け負う。

んー、得意じゃないかも。

しかし、なんといっても最大のミッションは町内会費の徴収。締切は今月いっぱいで、会計リーダーのおうちに集めた会費を届ける。

留守がちで、何度も訪問が必要なお宅もあるらしく、全部集めきるのは大変そう。

苦手かも…。

いやいや、やるからにゃそうも言ってらんない。

明日からさっそく集金だ〜!!

2016/10/10

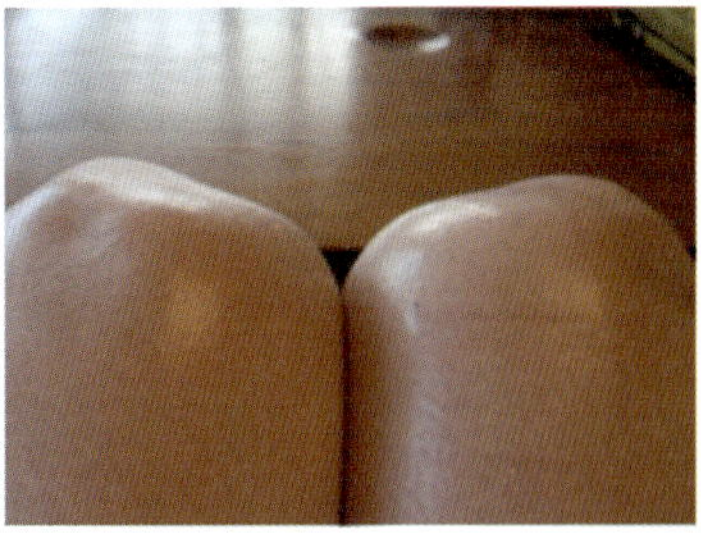

10月の夏休み

10月も後半に入り、庭では金木犀が可愛らしい匂いをふりまいています。

そんな中、遅まきながら2泊3日で夏休みの旅行に出かけてきました。

盟友M女史と親友N子がたまたま気が合って以来、自由きままな3人旅は恒例に。


今年は山口県にある油谷湾温泉まで足を延ばしました。

Nの新車プリウス号は、居住性も抜群なうえ、自動運転機能で長時間の高速運転もストレスレスなのだそう。めかりICででっかいハンバーガーをほおばり、2時過ぎには目的地に到着。


何はさておきまずお風呂。ちょっとしょっぱくてヌルヌルしてて、いかにも肌に良さそうな、まさに女子ならハマるお湯です。

大浴場の露天でさんざ長湯のあと、部屋ではそれぞれ奔放に自由時間。

仮眠を取るN子、新聞を読むM女史と、数独と格闘する私。

汗がひいたらまたお風呂。今度は部屋の露天で湯船に落ちてくる虫を助けつつ海を眺め、と果てしなく極上の「無為な」時間をすごすのでした。


全員インドア派なので、ひとたび宿に入ったら、あとは温泉ライフと自由なテイタラクを満喫するのみ。

観光するでもなく、散策するでもなく、唯一の外出は2日目、日本酒めあての昼ごはん。

宿直営の蕎麦屋がよさげで、送迎をお願いし、道なき道を行くこと20分。

蕎麦といえばあなた、日本酒ですから、ここはひとつご当地の銘酒「獺祭（だっさい）」を。

あまりの美味に、酒豪の2人とほぼ同じペースで飲み干す始末。

かくして、私の血中アルコール濃度は限りなくＬＤ50（注）に…
（注）この濃度だと50％は死んじゃうって意味です。

おかげさまで、久しぶりにゆっくりリフレッシュできました。

温泉入りすぎてピッカピカになった膝っこぞうで、またがんばろ。

2016/10/21

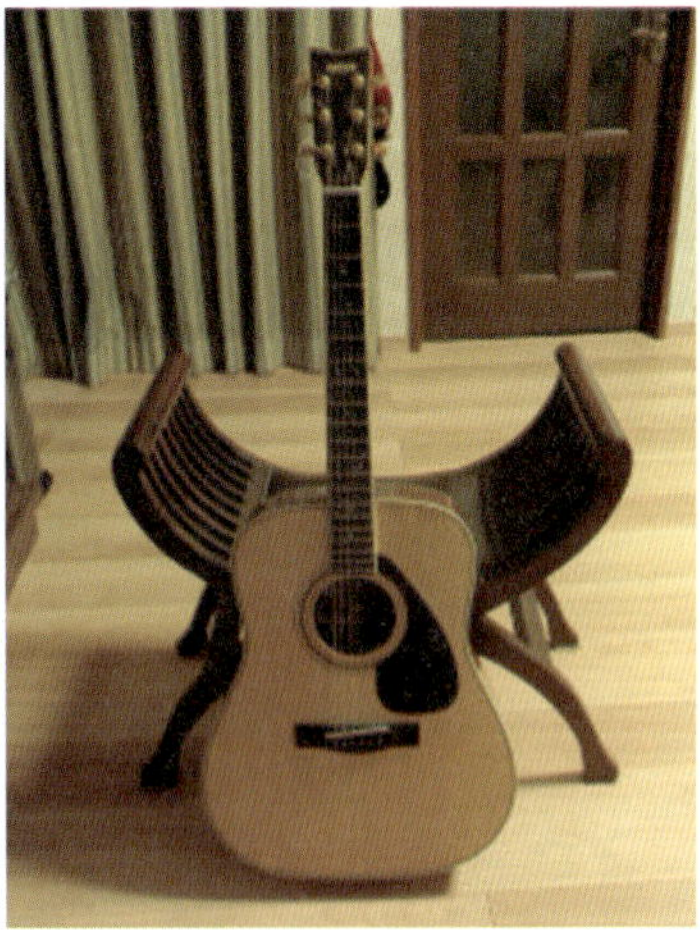

霜月のころ

ハロウィーン騒ぎも去り、11月も早7日。

霜月の名にふさわしく急に寒くなりましたが、皆さん風邪など召されてませんか。

ショーウィンドウは早くもクリスマスモードで、病院でもインフルエンザの予防注射が始まり、いよいよ今年もゴールが見えてきました。

先週末は、リンパ浮腫の実技修了生を集めた年に一度のレビュー講座@大阪に出張してました。今年度は複合的治療が保険収載されたもんで、いつもに増して気合が入っちゃった。地元に帰れば臨床の第一線で活躍する受講生たちに熱気と元気をもらい、こちらもますます頑張らなくちゃとガッツポーズで帰ってきました。

翌週末は恒例の人間ドック。50歳から「毎年車検」と決めて、親友N子と日帰り健診へ。老朽化が数値で見えるのは楽しくないけど、元気でなんぼのナリワイなのでここは我慢して続ける。わざわざ関東方面にまで受けに行くのは二つ理由があって、知りあいの医療スタッフに遭遇したくないし、飛行機に乗ってく特別感がないと、何のかんのと理由をつけてこの企画がたちまちに立ち消えそうだから。幸いふたりともそこそこ健康っつーことで、安堵の帰福後は「打ち上げ」の美酒に酔い、あな嬉し。

そうそうそれから文化の日には、卒後30年の同級生がクリスマスライブの打ち合わせに集まりました。一度やってしまうと、出ない決心をするほうが難しく、やっぱライブはクセになります…（今年は12月17日（土）ですの）

今年はフォーク系をやってた仲間にも声かけてみた。卒後以来の再会だったので、懐かしすぎて、おしゃべりばかり花が咲いたけど、とりあえず曲と練習日を決めて解散。

さっそく埃をかぶったアコースティックギターをひっぱり出してきた。

ン十年ぶりのアルペジオは、今んところひとさまにはお聴かせできかねますが。指の皮がすっかりヤワになってて、コード押さえると痛いのなんのって…

でもなんか、今年も年末に向けて楽しそ〜。

2016/11/7

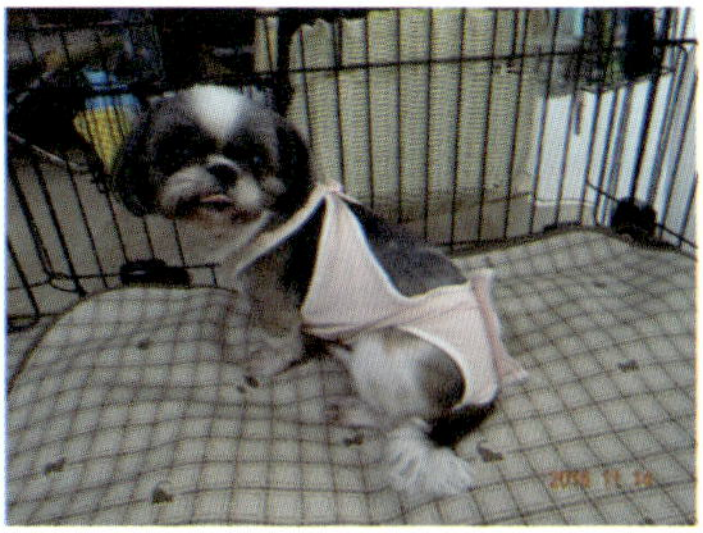

傷をなめないようにエプロンみたいな服を着てます。背中があいててちょっとやらしい…

触診のススメ

先日、寝っころがって双子のシーズーと遊びがてら乳がん検診をしてたら、もなかのお乳にしこりを2つ見つけました。仕事柄、うちの動物たち、とくに女子は全員わたくしの触診を定期的に受けられる特典つき。しこりが見つかったのは歴代2度目です。かつて、私がこの手で取り上げ、抱っこしながら見送ったMダックスのちえちゃんにも、「定期検診」で4個のしこりを見つけ、生検手術をしたことがありました。（そのときは獣医さんの前立ち（助手）をさせてもらい、幸いいずれも良性でした）

もーちゃんも8歳とすでに中年層に入っているし、置いといてしこりが消えるわけもないので、思い切って翌週には切除してもらったのでした。もーちゃんのしこりは5ミリと3ミリ位ととても小さかったもんで、ちょいと切り取っただけで済みました。

触診も、続けていれば超有効!!というお話しでした。

皆さんも毎月触診してみてね。

2016/11/15

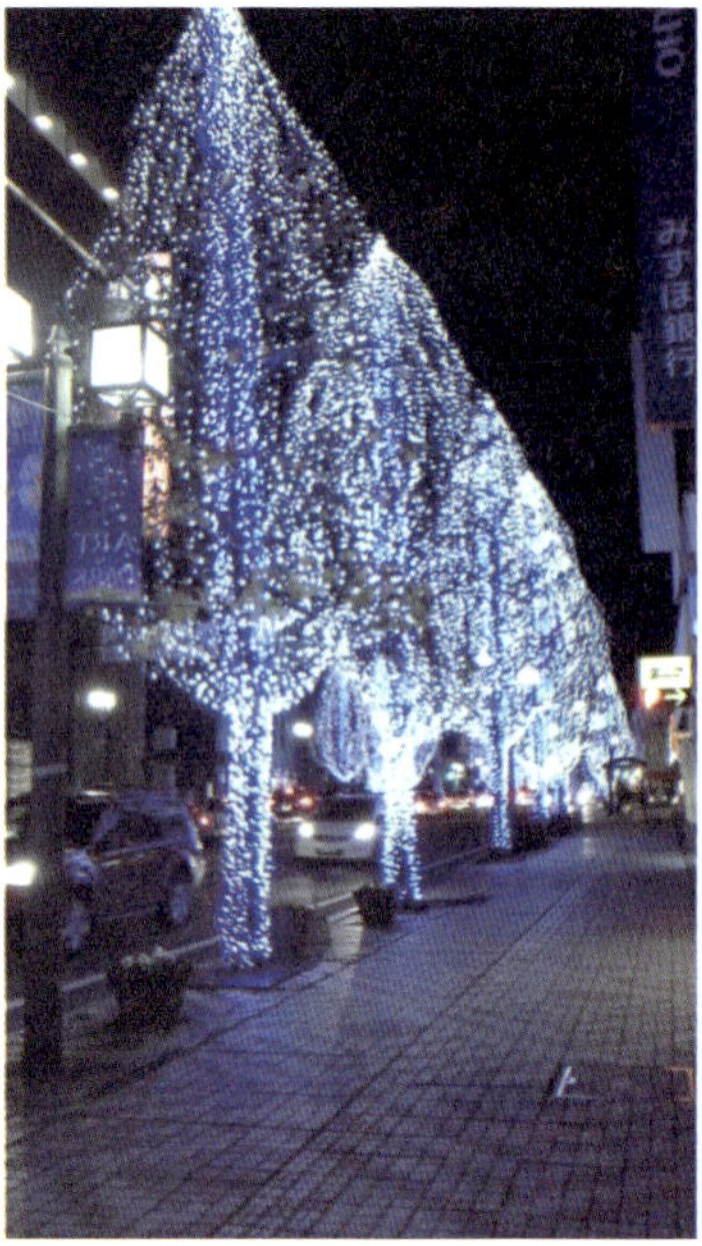

佐賀駅前通りもクリスマスのライティング一色!!!

冬のお祭り

師走も後半、すっかり冬らしくなりました。

先週末は、宗像ユリックスの講演会にたくさんのご来場を頂き、ありがとうございました。遠かったね…

おかげさまでお天気にも恵まれ、満席でお迎えすることができました。

そして一昨日の佐賀医大同窓会ライブ。これで今年の公式お祭り騒ぎはすべて終了です。


昨年「スカート疑惑」が浮上したライブ、今年は急にフォークがやりたくなって、短期間だけユニットを組んでた同級生に声をかけ、大好きな「ヨコハマ」と「ホームにて」を弾き語り＋バンドバージョンで歌いました。家族を連れて、あるいは福岡からわざわざ診療を休んで駆けつけてくれた同級生たちの温かい応援のおかげで、気持ちよく盛り上がった至福の時間を過ごしました。みんなありがとうね!!

打ち上げは応援隊も一緒に久しぶりのプチクラス会。元劣等生4名と元優等生2名（もちろん私は前者最右翼です…）が織りなす昔話は、成績ネタから当時の恋愛事情まで、なかなか終わることがありませんでした。初耳の話も多々あり、ふたこと目には「だってお前講義出てなかったやんか」と突っ込まれても楽しいばかりのひとときでした。みんなそれぞれの生活が一段落する頃、旧交を温めなおすにはちょうどいい時期に来ているようで、口々に遠からずの再会を誓うのでした。

さあこれから年末年始にかけては、プライベートなお祭り騒ぎが目白押し。みなさんも、暴飲暴食はほどほどに、風邪など召されませんように…。

2016/12/19

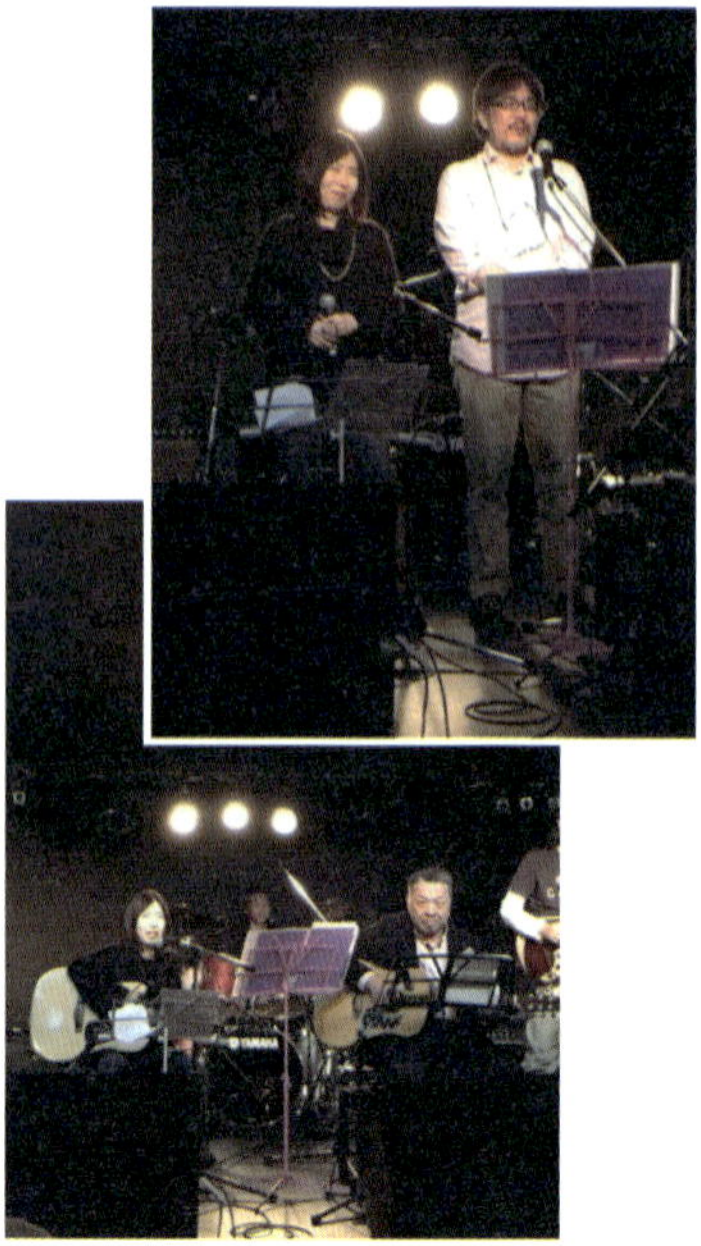

冬至すぎ

12月21日は冬至、日照時間が一番短い日でした。このあとは少しずつ日が長くなって春に続くと思うと、来るべき厳寒の日々も頑張れそうです。

さて、お天気に恵まれたクリスマス、いかがおすごしですか。私も仲間たちとにぎにぎしく集い、ケーキ、シャンパン、ケーキ、ワイン、ケーキ、ケーキ…と、生活指導的にレッドカードな日々が続いています（まだ続く、たぶんお正月明けまで…）

先日のライブの様子が届いたのでアップしました。
※エアギターではありません。
あれから早くも一週間ですが、写真を見るとまた熱くなります。そして、「今度こそ万全の準備で臨む!!」と叶わぬ決心するのも、この時期ならでは。
でも、来年からもれなくプチクラス会のごほうびがついてきそうで、思いがけず再びのご縁につながった、ほんとに嬉しいきっかけです。

では、皆さんも引き続き素敵なメリークリスマスを。

2016/12/25

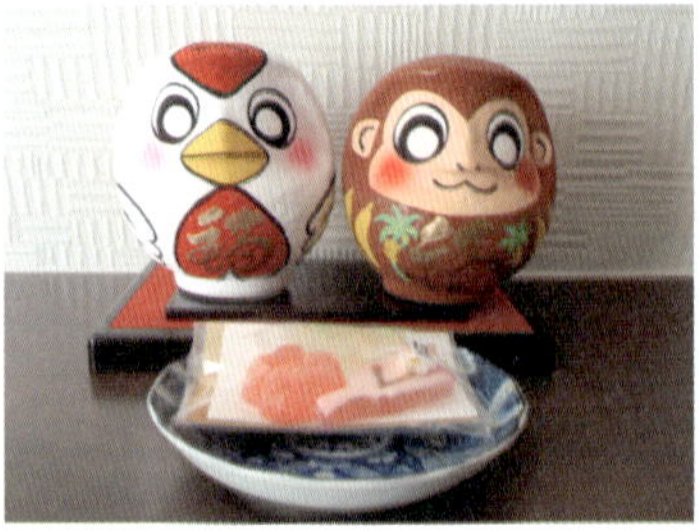

ゆく年くる年

年末休暇も早二日目で、今日はいよいよ大晦日。

みなさま、年の瀬をいかがお過ごしですか。昨日は不慣れな大掃除に明け暮れ、少しだけきれいになったような片付いたような…。

九州に来てからは、門松とかしめ飾りとか一切しなくなったのですが、群馬在住の患者さん（というかすでに友人）が毎年干支のダルマを送ってくれるので、その子を玄関先に飾るとぐっと新年らしくなります。そして、先日の忘年会に、これも友人がお正月っぽいお菓子をくれたのでありがたくセッティング。

おさる、お疲れ!!

さあ、まもなく酉年。素敵な新年にいたしましょう。

2016/12/31

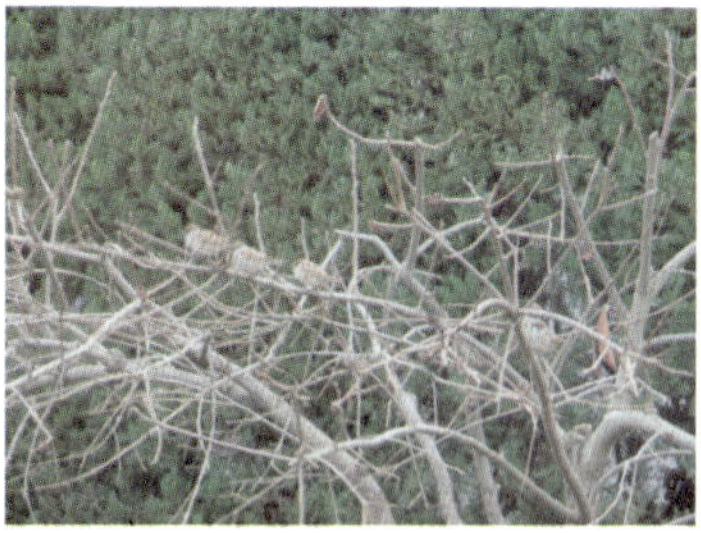
柿の木に来たスズメご一行さま

謹賀新年

新年明けましておめでとうございます。

このブログも今年の6月で満2歳を迎えます。

皆さまのご愛読と、直接・間接のフィードバックに心から感謝いたしますとともに、これからもお越しをお待ちしております。


さて、お正月をゆっくりした方、できなかった方、いつも通りにお仕事だった方（お疲れさまでした！）…過ごし方はいろいろあれど、4日あたりから始業のところも多いんじゃないでしょうか。うちも4日が仕事始め。外来がそんなにぎゅうぎゅう詰めじゃなかったおかげで、締切間近の原稿がいくつか片付きました。

お休み中は、29日、納会を終え、天神で古い友人家族と会食したあと、「さあ明日から休み」と思うとついヘラヘラして、天神からスロージョグ50分かけて帰宅。脚がつる…バカ納め。

30日、大掃除。茶々部屋の、やつのハナやよだれがついたままにしときたかったガラス窓を、そろそろ思い切って拭く。さすがにまだ新しい子の里親にはなれそうになく、もっぱら引退した胡蝶蘭とペパーミントたちの植物部屋と化していて、切羽つまった「縁組話」がないのを幸いに、しばし服喪。

そして大晦日、2016年最後のブログ更新のあとは、カウントダウンから三が日まで、シャンパン、ごちそう、ワイン、ごちそう、ごちそう、日本酒…ほんに竜宮城のようでしたわ。

またしても、毎々思い描く勤勉なお正月とはならず、これがお正月休みってもんなのかも。

あー楽しかった。


皆さま、今年もよろしくお願い申し上げます。

2017/1/6

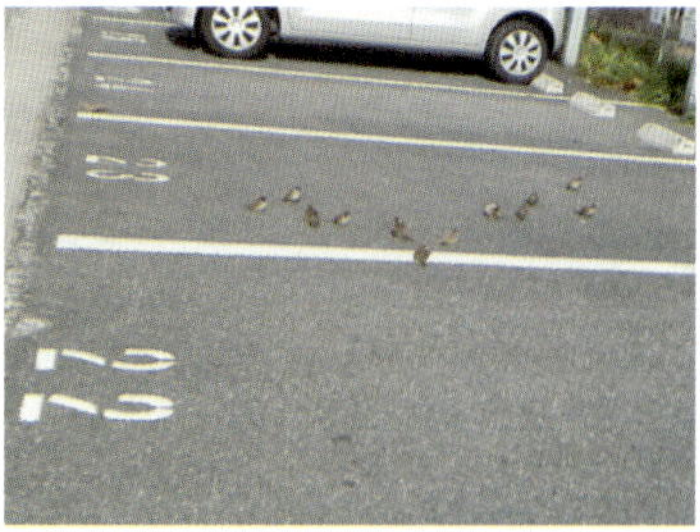
スズメたちよ、減るな！

スズメ考

早くも1月後半、毎日寒いですね〜

先週あたりから「更新ないね」「あんまり更新しないですよね」とちょいちょい突っこまれ、ありがたいやらアセるやら。

（今日書こうと思ってたのに…）


年末にスズメが柿の木に来てるのを見つけ（前回掲載した子たちです）、休みの間お米やパンをふるまっていたら、30羽くらいに増えてきました。国内外で激減が伝えられるスズメだけに、久しぶりにグループでのお目見えに浮かれてしまいます。なんでも、国内ではこの半世紀に10分の1の個体数になったそうで、ロンドンでも「5年間に半減」のニュース。くくりとしては「害鳥」と呼ばれてしまうスズメなれど、田畑を持たない身にとってその愛くるしさは鉄板、朝から庭先でちゅんちゅん騒いでくれるだけで心も弾み、わが家では「益鳥」待遇。とはいえ、庭まわりには地域猫たちが常時うろついているせいか、地上に長居はせず、ちょっと食べては木や屋根に移動、また降りてきてちょっと食べて、をせわしく繰り返すきわめて慎重派なグループです。

貝塚公園前の道ばたにもスズメ一派がいるのですが、こちらはとても堂々としていて、歩行者が近づいてきても全く意に介しておらず、どうかするとヒトのほうが群れをよけたりしてます。地域で可愛がられているんだろうか？地域スズメ？

この日もちっとも逃げる気配なく食事に専念してたので、思わずガラケー撮影。

2017／1／22

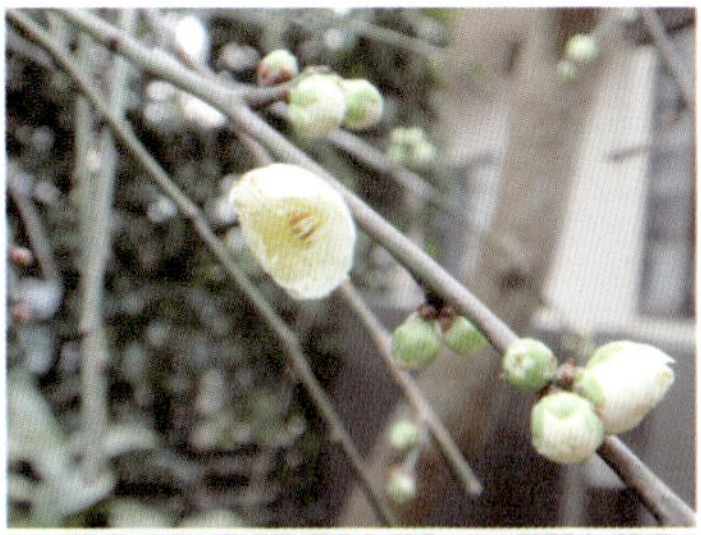
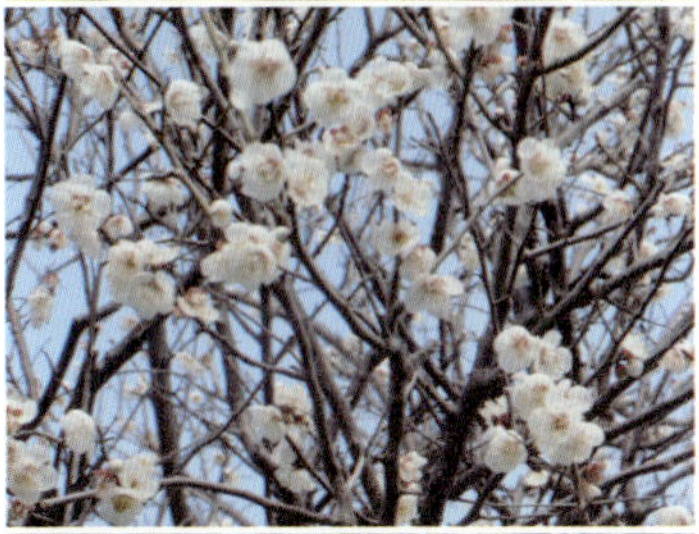
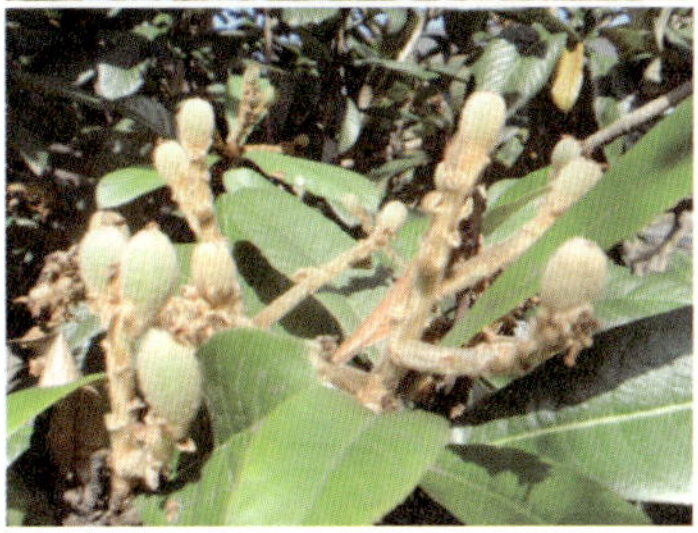

春、心待ち

豆まいて、恵方巻きを食べたらようやく立春。
だけど立春が過ぎても、けっこう寒い！
寒いけど、もう立春なんだから大丈夫!!
そう励ましちゃ、また寒気にくじけ、をくりかえしながら2月は逃げる。
週末に向けて最高気温はひとケタとか。
おでかけはあったかくしてね。

ヒトが寒がっているうちに、庭ではみんな春の準備を進めています。
しだれ梅、今朝一輪目が咲きました。

梅の大木は今が花盛り。
そして、去年は虫にやられて全滅だったビワの実。

「うちのビワ子はとても甘くて大きいの」と精いっぱいおだてて、
今年は豊作、お願いね。

2017/2/9

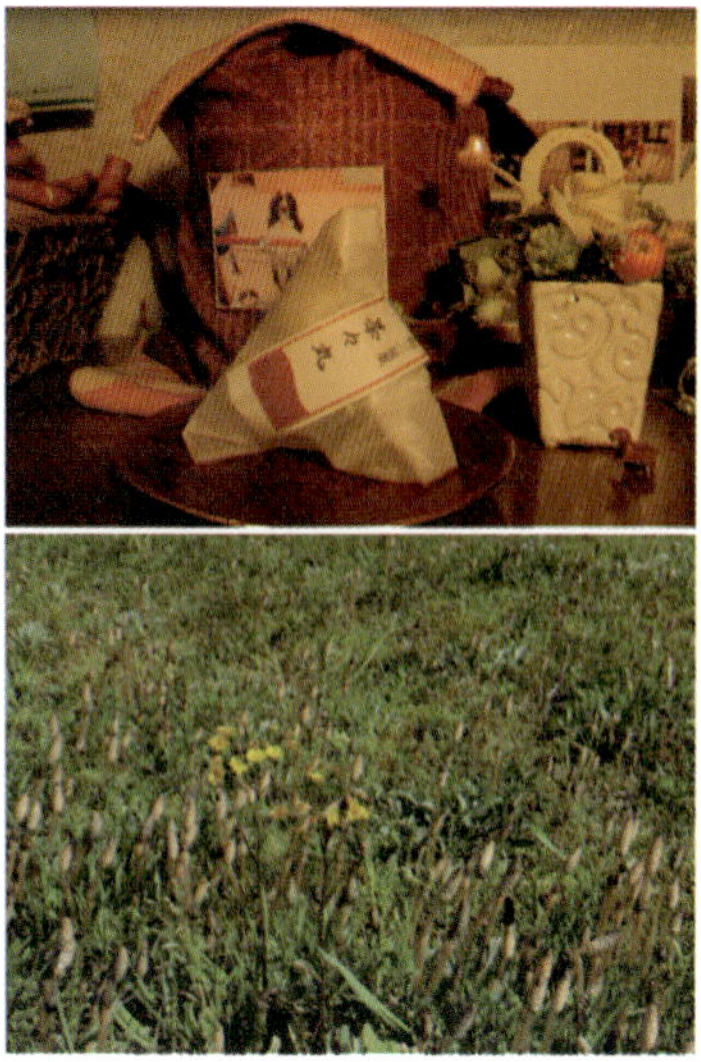

弥生の徒然ごと

昨年の移籍からあっという間に1年が経ちました。貝塚病院には「りあん（絆）の会」という乳がんの患者会があって、月に一度ミーティング（おしゃべり場＋αのようにお見受けしてます）があるのですが、今月はおひなまつりの食事会で、移籍1周年祝いにお招きいただいたのでした。貝塚で初めて出会った方も、古くは九大病院時代からの方も、みんな元気でイキイキしているのが何より。「女子会」にはあまり縁のない私には、熟女子トークはとても興味深く楽しいひとときでした。皆さん、どうもありがとうね。

久しぶりにお会いしても、たいがいブログを読んでてくれるので、茶々の経過を尋ねられることもなく、助かっております。先日受診された方から「茶々丸という名前の和菓子を見つけたから」と、お供えを頂きました。わざわざ店舗のある前橋まで行ってくださったんだとか。温かいお心遣い本当にありがたく、さっそく茶々に。

金曜が来るたびに、これで何週と数えているうちに44週目にもなり、早かったんだか遅かったんだか…。

そんな日々のなかにも大きな変化は容赦なく、3月1日から病院が電子カルテ導入となりまして、スタッフ一同（とくに私メは）大事小事にいちいちジタバタしております。受付も診察も会計も、外来業務がサクサクとは進まず大変ご迷惑をおかけしてることでしょうが、しばし（ちょっと長目に）温かく見守っていただけますと幸いです。
伏して、伏して…。

今日はお天気もよく暖かで、土筆を摘みました。
緑の花粉がすごいよ〜。来年のために地面にプルプル振りまいてから収穫。
その他の粉類もさかんに飛び散る春らんまん、目鼻ノドお大事に！

2017/3/13

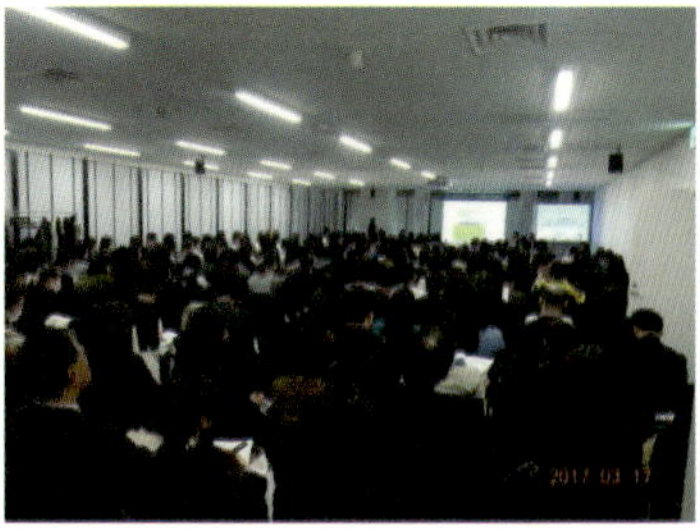

学会、ハッピーバースデイ！

「リンパ浮腫」という病気。世界的には蚊が媒介する、いわゆるフィラリア症によるものが多いですが、日本では乳がんや婦人科がんなどの治療後に起こることが知られています。

私は乳腺外科医なので、腋のリンパ節を取ったり術後に放射線をあてたりすることによって、不本意ながら乳がん患者さんの腕にリンパ浮腫が生じる原因をつくる立場です。が、それはとりもなおさず、リンパ浮腫をおこす前から患者さんをずっと診てることができるってこと。つまり予防から関わって発症率を下げてあげられる立場でもあるんだと気づいて以来、リンパ浮腫に関する保険適用やメディカルスタッフの人材育成、診療ガイドラインづくりに携わってきました。

２０１６年度に「リンパ浮腫複合的治療料」が新設されたことで、診療全般の保険収載が実現しました。内容にはまだ課題はありますが、腫れてしまった腕を目の前に、途方にくれているだけだった「あの頃」に比べれば…。

「リンパ浮腫に特化した学会を創りたい」いつの頃からかそう思うようになり、数年かけて信頼のおける仲間たちにひそひそと相談を重ねていき、ついに「日本リンパ浮腫学会」の設立に至りました。１年足らずで会員は200名を超え、週末の東京（浅草橋）で開催された第一回総会は、300名を超える参加者を迎えて大盛会。見てください、この熱気。

そしてこのたび、第二回総会の会長を拝命いたしました。

「リンパ浮腫学におけるチーム医療」をテーマに、2018年3月10日（土）・11日（日）、アクロス福岡の国際会議場で開催します。医療者の方々はふるってご入会、ご参加のほどよろしくお願いいたします。11日には市民公開講座も開きますので、皆さんもぜひ来てね〜。って、まだ1年も先のことでした。ご案内は改めて…。

2017/3/19

あとがき

古文の授業で習った「蟲愛づる姫君（ムシメヅルヒメギミ）」に強い親近感を覚え、心に刻んだまま大人になりました。それは「ひとりっ子」の生い立ちが生み出した「習慣」へのノスタルジアそのもの。

家には大人しかいないので、言葉を覚えた私はいろいろないきものに話しかけました。なかでも柴犬のリリー、誕生日プレゼントとしてわが家に迎えた人生最初の愛犬は一番の聞き手。他にも、きれいな箱に入れて飼っていたけど、鳴き声でばれて泣く泣く庭に放したコオロギ、お菓子のかけらを運ぶのに忙しいアリたちや、今にも開きそうなチューリップのつぼみ・・・誰でもいい。私はひたすら彼らに打ち明け、自慢し、泣いて、笑ったのでした。

十年くらい前の誕生日に、「本屋で見つけた途端にあなたを思い出したわ」と友人が一冊の絵本をくれました。その名も「いのち愛づる姫」。しばらく忘れていた平安時代の物語が一瞬で心に帰ってきて、それと同時に無数のモノ言わぬいのちと交わしたひとりごとの数々がよみがえりました。けして彼女にヘビや毛虫の話ばかりしたわけでもないのに、私の根っこをちゃんと見ていてくれた気がして、とても光栄な嬉しい贈り物でした。

さらに年月が流れて、私に問わず語りを思い出すきっかけをくれたのは、看護雑誌への連載エッセイのオファーでした。毎月の締切を前にネタ探しをするなかで、本職の臨床と同じくらい頻繁に活字にしたくなるできごとは、やはりネコやカラスやセミたちとの交流なのでした。その後、ブログを始める機会に恵まれ、締切も字数制限もない自由作文を続けていますが、少数ながら熱烈なごひいき筋から書籍化のリクエストを頂くようになり、無理を承知で大道学館の古山正史主幹に相談してみました。

まさかのご快諾で、「臨牀看護」の休刊とともに埋もれてしまった四年分のエッセイを解凍して、ブログと一緒にまとめる夢のような企画をかなえてくださった古山さんに改めて心から感謝申し上げます。

「乳腺外科医、参上！」「たたかうおっぱい」に続いて人生三冊目の出版が実現するなんて、とっても幸せです。

そして何より、本書を手に取って頂いたすべての皆さま、他愛ないひとりごとにおつきあいくださってありがとうございました。

二〇一七年夏

北村　薫

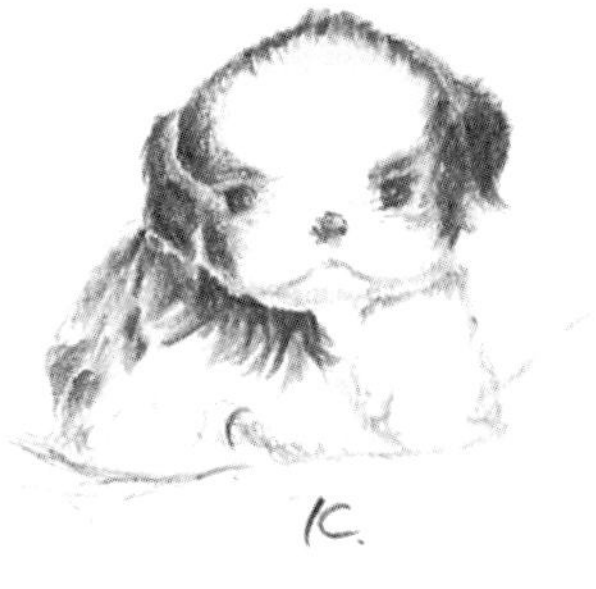

北村　薫（きたむら・かおる）

医学博士
カリフォルニア州立大学サンディエゴ校客員教授
東京生まれ、双子座
佐賀医科大学医学部卒業後、九州大学講師、九州中央病院副院長、
ナグモクリニック福岡院長を経て2016年より現職
専門は乳腺外科、乳房再建、リンパ浮腫、性同一性障害（GID）
医学著書多数、読み物には「乳腺外科医、参上！」（悠飛社）、
「たたかうおっぱい」（西田書店）など

ブログ「乳腺外科医のひとりごと」
http://ameblo.jp/lrn-kk/

乳腺外科医のひとりごと

2017年７月７日　第１刷発行

著　　者　　北村　薫

発 行 者　　古山正史

発 行 所　　大道学館出版部
九州大学医学部法医学教室内
福岡市東区馬出３丁目1-1（〒812-8582）
TEL 092-642-6895　郵便振替 01720-9-39512

印刷・製本　陽文社印刷株式会社
http://www.youbunsha.co.jp/

©2017 Kaoru Kitamura
落丁、乱丁本の場合はお取り替えいたします。

■複製権・著作権等
本誌掲載の著作物の複製権・翻訳権・上映権・譲渡権・公衆送信権（送信可能化権を含む）は大道学館出版部が保有しています。

■JCOPY〔（社）出版社著作権管理機構〕委託出版物
本誌の無断複写は、著作権法上での例外を除き禁じられています。複写する場合はそのつど事前に（社）出版社著作権管理機構（TEL.03-3513-6969 FAX.03-3513-6979 e-mail:info@jcopy.or.jp）の許諾を得てください。